BUONA ENERGIA PER LA VITA

Come IL Metabolismo Guida La Salute E Il Benessere Inarrestabili

Emma Wilcher

INDICE DEI CONTENUTI

Introduzione
- **Una panoramica del metabolismo**
- **L'importanza dell'energia nella vita quotidiana**
- **La motivazione dietro il libro**

Capitolo 1:
Capire il metabolismo
- **Cos'è il metabolismo?**
- **Il ruolo degli enzimi e degli ormoni**
- **Tasso metabolico basale (BMR)**
- **Fattori che influenzano il metabolismo**

Capitolo 2:
Il legame tra metabolismo ed energia
- **Come il corpo converte il cibo in energia**
- **Il ruolo dell'ATP (adenosina trifosfato)**
- **Miti metabolici comuni**

Capitolo 3:
Aumentare il metabolismo per un'energia duratura

- Alimenti che supportano la salute metabolica:
  - Effetto termico del cibo
  - Integratori e vitamine
  - Orari dei pasti e metabolismo

Capitolo 4
La connessione tra esercizio fisico e metabolismo
- Come l'attività fisica influenza il tasso metabolico
- Allenamento della forza e massa muscolare:
- HIIT (allenamento a intervalli ad alta intensità).
- Consumo energetico post-esercizio

Capitolo 5
Sonno, stress e metabolismo
- Il ruolo del sonno nella salute metabolica:
  - Stress e cortisolo
  - Tecniche di consapevolezza e rilassamento
  - Igiene del sonno per una salute ottimale

Capitolo 6
Ormoni e metabolismo

- Salute e metabolismo della tiroide
- Regolazione dell'insulina e della glicemia:
- Leptina e grelina
- Funzione surrenale

Capitolo 7
Invecchiamento e metabolismo
- Come cambia il metabolismo con l'età.
- Strategie per mantenere un metabolismo sano nell'invecchiamento
- Prevenire l'aumento di peso correlato all'età:

Capitolo 8
Condizioni e disturbi metabolici
- Ipotiroidismo e ipertiroidismo
- Diabete e sindrome metabolica
- Affrontare i disturbi metabolici

Capitolo 9
Disintossicare il metabolismo
- Il ruolo delle tossine nel rallentamento del metabolismo:
- Salute del fegato e dell'intestino
- Semplici strategie di disintossicazione

Capitolo 10

Creare uno stile di vita che ottimizzi il metabolismo
• Abitudini quotidiane per un metabolismo sano
• Connessione mente-corpo
• Salute metabolica personalizzata

Conclusione
La chiave per la salute e il benessere a lungo termine
• Integrare il metabolismo in un approccio olistico alla salute
• Vivere una vita metabolicamente ottimizzata
• Considerazioni finali

Introduzione

UNSebbene il termine metabolismo sia usato frequentemente, il suo vero significato nella nostra vita quotidiana a volte viene trascurato. Al centro, la digestione allude a tutti i cicli composti che avvengono all'interno del nostro corpo per stare al passo con la vita. Questi cicli convertono il cibo che mangiamo in energia, che controlla ogni capacità del corpo, dalla respirazione e dal pensiero al movimento e allo sviluppo. La digestione non riguarda solo il consumo di calorie; il motore mantiene tutto in funzione, influenzando come ci sentiamo, come invecchiamo e come il nostro corpo risponde sia al riposo che al movimento.

• Una panoramica del metabolismo

Esistono due tipi principali di metabolismo: catabolismo e anabolismo. IL catabolismo è l'interazione tramite cui il nostro corpo separa le particelle per fornire energia. Ciò avviene quando il cibo viene elaborato e gli integratori vengono ingeriti nel sistema circolatorio. D'altro canto, l'anabolismo è il processo di costruzione in cui le cellule usano energia per creare nuove proteine, tessuti e altre parti vitali del corpo.

La produzione di energia, necessaria per tutte le funzioni corporee, è al centro del metabolismo. Che siamo coscienti o addormentati, i nostri corpi trasformano continuamente gli integratori in energia. Questa energia alimenta tutto, dalle capacità mentali della nostra mente ai muscoli che utilizziamo mentre camminiamo o ci alleniamo. La velocità con cui si verificano questi cicli, nota come metabolismo basale (BMR), cambia da un individuo all'altro e può essere influenzata da elementi come età, orientamento, qualità ereditarie e livelli di lavoro effettivi.

L'importanza dell'energia nella vita quotidiana

L'energia non è solo qualcosa che otteniamo quando dormiamo bene o beviamo caffè. Il potere chiave controlla ogni struttura nel corpo umano. Senza un'adeguata creazione di energia, organi essenziali come cuore, polmoni e cervello non avrebbero la possibilità di funzionare correttamente. A livello cellulare, l'energia guida la riparazione, lo sviluppo e in generale il mantenimento del corpo, supportando sia il benessere fisico che psicologico.

Le capacità effettive passate e l'energia influenzano la nostra profonda prosperità mentale. Una digestione ben funzionante sostiene un discernimento incrollabile, una mentalità positiva e una prontezza mentale, mentre bassi livelli di energia sono spesso collegati a stanchezza, sbalzi di temperamento e assenza di ispirazione. Possiamo controllare meglio la nostra salute, il nostro benessere e la nostra vitalità a lungo termine comprendendo come il nostro metabolismo genera e gestisce l'energia.

• **La motivazione dietro il libro**

La motivazione alla base di questo libro è quella di scavare nella sbalorditiva connessione tra digestione e benessere, fornendo frammenti di conoscenza su cosa significhino i livelli di energia per la salute in generale. Comprendendo i meccanismi della digestione, possiamo capire come semplificarla per aumentare l'energia, migliorare il benessere e lavorare sulla prosperità.

Esamineremo le procedure per aiutare la capacità metabolica, il lavoro di nutrimento, esercizio, riposo e fattori dello stile di vita che influenzano la digestione. Questo libro ti guiderà attraverso lo studio della digestione in modo aperto, offrendo una guida ragionevole per l'esistenza quotidiana. Sia che tu abbia bisogno di migliorare i tuoi livelli di energia, gestire il tuo peso o lavorare sul benessere generale, i dati all'interno di queste pagine ti impegneranno a perseguire scelte informate per una vita migliore e più vivace.

Il viaggio inizia con la comprensione che una buona energia è la chiave per una vita felice e sana e che ciò inizia dal metabolismo.

Capitolo 1

Capire IL metabolismo

• Cos'è IL metabolismo?

Ml'etabolismo comprende l'essenzialereazioni chimiche che sostengono la vita nei nostri corpi, consentendo la crescita, la riproduzione, la riparazione dei tessuti e la reattività ambientale. Nella sua essenza, il metabolismo trasforma il cibo che mangiamo in energia, che alimenta ogni funzione corporea, dalla respirazione e dal pensiero alla corsa e al sollevamento pesi. Per apprezzare l'importanza del metabolismo per la salute generale, è fondamentale comprendere come funzionano i sistemi energetici del corpo, i ruoli degli enzimi e degli ormoni in questi processi e i vari fattori che influenzano il tasso metabolico.

Capire il metabolismo

Uno sguardo approfondito ai sistemi energetici del corpo: catabolismo e anabolismo
Il metabolismo può essere categorizzato in due processi principali: catabolismo e anabolismo. Questi due elementi lavorano in tandem per mantenere l'equilibrio energetico del corpo e garantire che le cellule ricevano il carburante necessario per funzionare in modo efficace.

- **Catabolismo**si riferisce al processo metabolico che comporta la scomposizione di molecole complesse in molecole più semplici, con conseguente rilascio di energia sotto forma di ATP (adenosina trifosfato). Durante il catabolismo, nutrienti come carboidrati, grassi e proteine vengono scomposti in unità più piccole, tra cui glucosio, acidi grassi e amminoacidi. Questi componenti più piccoli vengono quindi utilizzati dal corpo per generare energia, che è fondamentale per varie funzioni come la contrazione muscolare, la digestione e la regolazione della temperatura corporea. Questa scomposizione è essenziale in quanto sblocca l'energia immagazzinata nel cibo per l'uso del corpo.

- **Anabolismo**è la fase costruttiva del metabolismo, in cui il corpo sfrutta l'energia per costruire e riparare tessuti, sintetizzare ormoni e creare altre molecole complesse. L'anabolismo funge da controparte del catabolismo; anziché scomporre le molecole, si concentra sull'assemblaggio di strutture più grandi come proteine e DNA da blocchi di costruzione più piccoli. Questo processo è fondamentale per la crescita, la riparazione cellulare e il mantenimento di un sistema immunitario sano.

• Il ruolo degli enzimi e degli ormoni

Enzimi e ormoni svolgono ruoli essenziali nella gestione delle complesse reazioni chimiche che costituiscono il metabolismo. In loro assenza, questi processi si verificherebbero troppo lentamente per supportare la vita, impedendo al corpo di trasformare i nutrienti in energia utilizzabile.

• Enzimi

Le proteine chiamate enzimi aumentano la velocità delle reazioni chimiche nei composti del corpo. Ogni risposta metabolica dipende da un composto particolare per funzionare davvero. Ad esempio, gli enzimi digestivi facilitano la scomposizione del cibo in nutrienti fondamentali, mentre altri enzimi all'interno delle cellule aiutano a convertire quei nutrienti in ATP. Senza enzimi, il corpo farebbe fatica a digerire il cibo, assorbire i nutrienti o generare energia abbastanza rapidamente da soddisfare le richieste delle attività quotidiane.

- **Ormoni**

Gli ormoni fungono da messaggeri chimici che svolgono un ruolo cruciale nella regolazione di vari processi metabolici, come la velocità con cui il corpo brucia calorie, immagazzina grassi e sintetizza proteine. Questi ormoni che controllano il metabolismo sono prodotti dal sistema endocrino, che comprende tiroide, pancreas e ghiandole surrenali. Ad esempio:

- **Ormone tiroideo**

Gli ormoni tiroidei (T3 e T4) sono regolatori chiave del tasso metabolico del corpo. Livelli elevati di questi ormoni portano a un aumento del tasso metabolico, mentre livelli più bassi comportano un tasso più lento.

- **Insulina**

L'insulina, prodotta dal pancreas, aiuta a gestire i livelli di zucchero nel sangue e facilita l'immagazzinamento del glucosio nelle cellule, oltre a essere coinvolta nel metabolismo dei grassi.

- **Cortisolo**

Il cortisolo, un ormone rilasciato in risposta allo stress, può influenzare il metabolismo aumentando la produzione di glucosio e favorendo l'accumulo di grasso come risposta alle minacce percepite.

Squilibri ormonali

Può causare disturbi metabolici, tra cui l'ipotiroidismo (caratterizzato da una tiroide ipoattiva), che può rallentare il metabolismo, o l'ipertiroidismo (caratterizzato da una tiroide iperattiva), che può accelerare il metabolismo e causare una perdita di peso involontaria.

• Tasso metabolico basale (BMR)

Cosa significa e come influisce sulla spesa energetica

Il tasso metabolico basale (BMR) è il numero di calorie necessarie al corpo per svolgere le sue funzioni essenziali di sostentamento vitale, tra cui respirazione, circolazione, produzione cellulare e regolazione della temperatura. Il BMR costituisce la porzione più grande della spesa calorica giornaliera, rendendolo un elemento cruciale nella valutazione del fabbisogno energetico totale di un individuo.

Il BMR è influenzato da diversi fattori, tra cui peso, altezza, età e sesso. In genere, un BMR più alto indica che il corpo brucia più calorie a riposo. Ad esempio, un individuo giovane e attivo con una maggiore massa muscolare avrà in genere un BMR più alto di una persona anziana con meno muscoli e più grasso corporeo, poiché il tessuto muscolare è più attivo metabolicamente e brucia più calorie del tessuto adiposo anche quando il corpo è a riposo.

Il BMR, o Basal Metabolic Rate, è fondamentale in quanto stabilisce il numero minimo di calorie necessarie a un individuo per mantenere il suo peso attuale. Quando una persona consuma più calorie del suo BMR, aumenterà di peso; al contrario, consumare meno calorie del suo BMR porterà alla perdita di peso. Pertanto, comprendere il concetto di BMR è fondamentale per chiunque voglia gestire il proprio peso o migliorare il proprio metabolismo attraverso scelte dietetiche ed esercizio fisico.

• Fattori che influenzano il metabolismo

Età, sesso, genetica e stile di vita

Diversi fattori influenzano il tasso metabolico di un individuo, tra cui età, sesso, genetica e abitudini di vita. Mentre alcuni di questi elementi sono al di fuori del nostro controllo, esserne consapevoli può dare potere agli individui di fare scelte migliori riguardo alla loro salute e alla loro funzione metabolica.

1.   Età

Con l'avanzare dell'età, il metabolismo rallenta spesso, principalmente a causa del calo della massa muscolare e dei cambiamenti nei livelli ormonali. Gli anziani notano spesso una diminuzione del metabolismo basale (BMR), che può causare un aumento di peso se mantengono lo stesso apporto calorico di quando erano più giovani. Svolgere regolarmente attività fisica, in particolare l'allenamento della forza, può aiutare ad attenuare questo effetto preservando o addirittura migliorando la massa muscolare.

2.   Genere

In genere, gli uomini hanno un BMR più alto rispetto alle donne, attribuito alla loro maggiore massa muscolare. Poiché il tessuto muscolare brucia più calorie del grasso, gli uomini in genere consumano più energia a riposo. Al contrario, le donne in genere possiedono una percentuale più alta di grasso corporeo, il che contribuisce a un BMR più basso. Tuttavia, fattori legati allo stile di vita come l'esercizio fisico costante e una dieta nutriente possono avere un impatto positivo sul metabolismo sia per gli uomini che per le donne.

3.   Genetica

La genetica influenza significativamente il tasso metabolico di un individuo. Alcuni individui sono naturalmente predisposti a un metabolismo più veloce, mentre altri possono avere un tasso più lento. Le differenze genetiche possono determinare l'efficacia con cui il corpo brucia calorie e immagazzina grasso. Ad esempio, alcune persone possono ereditare la tendenza ad accumulare più grasso o avere difficoltà a perdere peso, anche quando seguono una dieta equilibrata e un regime di esercizio fisico regolare.

4.   Fattori dello stile di vita

•   **Dieta:** Gli alimenti che consumiamo possono influenzare notevolmente il nostro metabolismo. Le diete ricche di cibi lavorati, zuccheri raffinati e grassi non sani possono ostacolare la funzione metabolica, mentre le diete ricche di cibi integrali, come verdure, proteine magre e grassi sani, possono migliorare l'efficienza metabolica. Inoltre, consumare pasti più piccoli e frequenti può aiutare a mantenere un metabolismo attivo durante tutto il giorno.

•   **Esercizio :**Fare attività fisica è uno dei metodi più efficaci per migliorare il metabolismo. Gli esercizi cardiovascolari, come la corsa o il ciclismo, bruciano calorie durante l'allenamento, mentre l'allenamento di forza sviluppa i muscoli, il che aumenta il metabolismo basale (BMR) anche a riposo. Per ottimizzare la salute metabolica, è meglio incorporare un mix di esercizi cardiovascolari e di allenamento di forza.

•   **Sonno:** Un sonno insufficiente può avere un impatto negativo sul metabolismo, interrompendo gli ormoni che controllano la fame e il dispendio energetico. Un sonno scarso può portare a livelli elevati di grelina (l'ormone che stimola l'appetito) e livelli ridotti di leptina (l'ormone che segnala la sazietà), con il potenziale risultato di mangiare troppo e aumentare di peso.

5. **Stress:**Lo stress cronico può influenzare notevolmente il metabolismo. Quando il corpo è sotto stress, produce cortisolo, che può portare a un aumento dell'accumulo di grasso, specialmente nella regione addominale. Periodi prolungati di stress possono anche interrompere le normali abitudini alimentari, con conseguente eccesso di cibo o cattive scelte alimentari che possono avere un impatto negativo sulla salute metabolica.

6. **Idratazione:**

Mantenere un'idratazione adeguata è fondamentale per una performance metabolica ottimale. L'acqua svolge un ruolo fondamentale in quasi tutti i processi metabolici, tra cui la digestione del cibo e la produzione di ATP. Anche una leggera disidratazione può ostacolare il metabolismo, abbassare i livelli di energia e influenzare le capacità cognitive.

Riepilogo

Il metabolismo svolge un ruolo cruciale nella generazione di energia per il corpo, trasformando il cibo nel carburante necessario per tutte le funzioni, dalle attività di base come la respirazione a compiti complessi come il pensiero. La relazione tra metabolismo ed energia è essenziale per la salute e la vitalità generale, influenzando il nostro benessere quotidiano, le prestazioni fisiche e persino il processo di invecchiamento.

Capitolo 2

Il legame tra metabolismo ed energia

Come il corpo converte il cibo in energia

UNAl centro della produzione di energia c'è la capacità del corpo di convertire il cibo in energia utilizzabile. Il cibo che mangiamo è composto da tre macronutrienti primari: carboidrati, proteine e grassi. Ognuno di questi macronutrienti ha uno scopo unico nell'energizzare il corpo e i processi metabolici coinvolti sono sia complessi che altamente efficienti.

Carboidrati: la principale fonte di energia del corpo

I carboidrati sono in genere la fonte di energia preferita dal corpo, in particolare per le attività che richiedono rapidi picchi di potenza, come l'esercizio fisico. I carboidrati che mangi vengono convertiti dal tuo sistema digerente in glucosio, che viene poi rilasciato nel flusso sanguigno. L'ormone insulina facilita il trasporto del glucosio nelle cellule del corpo, dove può essere utilizzato subito per produrre energia o immagazzinato nel fegato e nei muscoli come glicogeno per un uso futuro.

Ogni volta che c'è bisogno di energia, il glicogeno immagazzinato può essere rapidamente trasformato in glucosio. Questo rapido rilascio di energia è ciò che rende i carboidrati particolarmente vitali per coloro che sono fisicamente attivi. Tuttavia, se il consumo di carboidrati supera le esigenze energetiche immediate del corpo e la capacità di stoccaggio, il surplus viene convertito in grasso per lo stoccaggio a lungo termine.

Proteine: componenti essenziali e riserve energetiche

Le proteine svolgono un ruolo cruciale nella crescita, riparazione e mantenimento dei tessuti corporei. Composte da amminoacidi, sono spesso indicate come blocchi strutturali della vita. Sebbene le proteine non siano la principale fonte di energia del corpo, possono essere convertite in glucosio attraverso un processo noto come gluconeogenesi quando le riserve di carboidrati sono esaurite, come durante un digiuno prolungato o un esercizio fisico intenso.

Ciò posiziona le proteine come una fonte di energia secondaria; tuttavia, le loro funzioni principali sono strutturali e funzionali, aiutando in processi come la riparazione muscolare, la sintesi ormonale e il supporto del sistema immunitario. Affidarsi eccessivamente alle proteine per l'energia può essere inefficiente e dannoso, poiché il corpo dà priorità all'uso delle proteine per altre funzioni vitali.

Grassi: una fonte di energia ricca e duratura

Tra i macronutrienti che compongono il corpo, il grasso è quello con la maggiore densità energetica; rilascia più del doppio dell'energia per grammo rispetto ai carboidrati e alle proteine. Una volta consumati, i grassi vengono scomposti in acidi grassi e glicerolo, che possono essere utilizzati per produrre energia o immagazzinati nel tessuto adiposo per un uso futuro.

I grassi sono vitali per la produzione di energia sostenuta, in particolare durante attività a bassa intensità come camminare o dormire. Quando le riserve di carboidrati sono basse, il corpo passa a bruciare i grassi attraverso un processo chiamato lipolisi. Ciò rende i grassi un elemento cruciale per il mantenimento dell'energia a lungo termine, in particolare durante le attività di resistenza.

• **Il ruolo dell'ATP (adenosina trifosfato)**

L'energia generata dalla scomposizione di carboidrati, proteine e grassi non viene utilizzata direttamente dalle cellule. Invece, il corpo trasforma questa energia in adenosina trifosfato (ATP), che funge da valuta energetica per le cellule. L'ATP è una molecola ad alta energia che immagazzina e trasporta energia all'interno delle cellule per un uso immediato.

Come le cellule utilizzano l'ATP per produrre energia

L'ATP viene generato principalmente tramite la respirazione cellulare, un processo complesso che avviene nei mitocondri, spesso definiti le "centrali elettriche" della cellula. Il processo inizia con la glicolisi, dove il glucosio viene convertito in piruvato nel citoplasma della cellula, producendo una piccola quantità di ATP. Il piruvato viene quindi trasportato nei mitocondri, dove entra nel ciclo di Krebs (noto anche come ciclo dell'acido citrico). Durante questa fase, subisce un'ulteriore degradazione e l'energia viene catturata sotto forma di trasportatori di elettroni.

La fase finale, denominata catena di trasporto degli elettroni, avviene nella membrana interna dei mitocondri. In questa fase, i trasportatori di elettroni rilasciano la loro energia, portando alla produzione della maggior parte dell'ATP del corpo. L'ossigeno è essenziale per questo processo, motivo per cui è necessaria una fornitura costante per una generazione efficiente di energia.

Le cellule utilizzano l'ATP per svolgere varie funzioni, tra cui:

• **Muscolo:**Contrazioni muscolari L'ATP fornisce l'energia necessaria ai muscoli per contrarsi e rilassarsi, facilitando il movimento.

• **Manutenzione cellulare:**Le cellule dipendono dall'ATP per la riparazione, la crescita, il mantenimento dell'omeostasi e lo svolgimento di altri processi vitali.

• **Segnalazione nervosa:**Il cervello e il sistema nervoso necessitano di ATP per inviare segnali tra i neuroni, il che è fondamentale per tutto, dai pensieri ai riflessi.

La produzione e la scomposizione continua di ATP sono essenziali per mantenere l'equilibrio energetico del corpo. Quando l'ATP viene consumato, si trasforma in ADP (adenosina difosfato) che può essere poi sintetizzato nuovamente in adenosina trifosfato in presenza di altri nutrienti e ossigeno.

• **Metabolico comuneMiti**

Il metabolismo è spesso frainteso, il che porta a vari miti sul suo ruolo nella gestione dell'energia e del peso. Cerchiamo di chiarire alcuni dei malintesi più diffusi:

Mito 1: Un metabolismo veloce garantisce la perdita di peso

Molti individui pensano che un metabolismo veloce sia la chiave per perdere peso facilmente. Mentre IL metabolismo contribuisce al dispendio calorico, è solo uno dei tanti fattori. Elementi come dieta, attività fisica, sonno e stile di vita generale sono ugualmente cruciali. Infatti, coloro che hanno un metabolismo veloce potrebbero aver bisogno di consumare più calorie per sostenere la propria energia, evidenziando che una gestione efficace del peso implica una combinazione di vari fattori, non solo il tasso metabolico.

Mito 2: Mangiare piccoli pasti frequenti aumenta IL metabolismo

Molte persone credono che consumare cinque o sei piccoli pasti al giorno "accenda il fuoco metabolico". Tuttavia, la quantità complessiva di cibo consumato durante il giorno è più cruciale della tempistica dei pasti. Mentre la digestione richiede un po' di energia, nota come effetto termico del cibo, l'impatto è minimo. Mentre mangiare pasti più piccoli e più frequenti può aiutare a regolare l'appetito, non si traduce necessariamente in un metabolismo più veloce o in una maggiore perdita di peso.

Mito 3: IL metabolismo rallenta significativamente con l'età

Sebbene sia vero che il metabolismo tende a rallentare gradualmente con l'avanzare dell'età, in gran parte a causa di una diminuzione della massa muscolare e di cambiamenti ormonali, il declino non è così pronunciato come molti credono. Svolgere regolarmente attività fisica, preservare la massa muscolare attraverso l'allenamento della forza e seguire una dieta equilibrata può aiutare a mantenere il metabolismo efficiente anche in età avanzata. L'invecchiamento non comporta automaticamente bassi livelli di energia o aumento di peso; fare scelte di vita consapevoli può avere un effetto sostanziale.

Mito 4: Saltare i pasti rallenta il metabolismo

C'è una credenza comune che saltare i pasti, in particolare la colazione, possa ridurre drasticamente il metabolismo e portare ad aumentare di peso. Sebbene saltare i pasti possa causare cambiamenti temporanei nei livelli di energia, non ha un effetto duraturo sul tasso metabolico. Tuttavia, saltare regolarmente i pasti può portare a mangiare troppo più tardi nel corso della giornata, rendendo più difficile la gestione del peso. Una dieta equilibrata e ricca di nutrienti è molto più efficace per supportare la salute metabolica generale.

Mito 5: Il consumo di cibo a tarda notte provoca un aumento di peso

Molte persone pensano che mangiare tardi la sera faccia aumentare di peso perché il metabolismo del corpo rallenta durante il sonno. Tuttavia, non è l'orario dei pasti ad essere importante, ma piuttosto l'apporto calorico complessivo. Mangiare tardi la sera può far aumentare di peso se si traduce nel consumo di più calorie di quelle di cui il corpo ha bisogno.

Tuttavia, il metabolismo continua a funzionare mentre dormiamo e, finché il consumo calorico è equilibrato, mangiare di notte non rallenta di per sé il metabolismo né porta ad aumentare di peso.

Riepilogo

Metabolismo ed energia sono processi strettamente interconnessi che sono essenziali per la vita, alimentano le nostre attività quotidiane e hanno un impatto sulla salute a lungo termine. Comprendendo come il corpo trasforma carboidrati, proteine e grassi in energia e sfatando i comuni miti metabolici, gli individui possono fare scelte più consapevoli per migliorare la propria salute, vitalità e benessere generale. Concentrarsi sulla salute metabolica è essenziale per ottenere energia duratura e benessere generale, sia ottimizzando la dieta, partecipando a un regolare esercizio fisico o comprendendo l'importanza dell'ATP nella produzione di energia.

Capitolo 3

Aumentare il metabolismo per un'energia duratura

Mantenere un metabolismo sano è fondamentale per garantire al tuo corpo l'energia di cui ha bisogno per funzionare efficacemente durante il giorno. Mentre la genetica influenza il tuo metabolismo basale (BMR), fattori legati allo stile di vita come dieta, attività fisica e sonno possono influenzare notevolmente l'efficienza con cui il tuo corpo brucia calorie e genera energia. In questo capitolo, esamineremo come determinati alimenti, integratori, orari dei pasti e persino il processo digestivo possono migliorare il tuo metabolismo e aiutarti a mantenere livelli di energia più elevati.

• Alimenti che supportano la salute metabolica

Il ruolo della nutrizione nell'ottimizzazione del metabolismo

Gli alimenti che scegli di consumare hanno un effetto significativo sul tuo metabolismo. Una dieta ben bilanciata che include le giuste proporzioni di proteine magre, grassi sani e carboidrati complessi può ottimizzare la funzione metabolica e aumentare la produzione di energia.

Proteine magre: Le proteine sono vitali per la crescita e la riparazione dei muscoli e richiedono più energia per essere digerite rispetto ai grassi e ai carboidrati. Questa maggiore spesa energetica durante la digestione è definita effetto termico del cibo (TEF), che verrà approfondito in questo capitolo. Consumare cibi ricchi di proteine è importante anche per preservare la massa muscolare, essenziale per mantenere un elevato tasso metabolico basale (BMR). Esempi di fonti di proteine magre includono petto di pollo, tacchino, uova, pesce, tofu e legumi.

Grassi sani: Nonostante la credenza comune che i grassi ostacolino il metabolismo, i grassi sani sono fondamentali per la produzione di energia e la regolazione ormonale. Gli acidi grassi Omega-3, presenti nei pesci grassi come salmone e sgombro, così come nei semi di chia e nei semi di lino, svolgono un ruolo significativo nel ridurre l'infiammazione e supportare le funzioni metaboliche. Inoltre, i grassi monoinsaturi, presenti nell'olio d'oliva, negli avocado e nelle noci, possono migliorare la salute del cuore e le prestazioni metaboliche.

Carboidrati complessi:

Al contrario dei carboidrati semplici che portano a rapide fluttuazioni della glicemia, i carboidrati complessi offrono un rilascio graduale e costante di energia, aiutando a mantenere un metabolismo attivo durante tutto il giorno. Cibi come cereali integrali, avena, quinoa, patate dolci e varie verdure sono ricchi di fibre, che supportano la digestione e promuovono una sensazione di sazietà. Inoltre, le fibre svolgono un ruolo cruciale nella regolazione dei livelli di glicemia, prevenendo cali di energia che possono ostacolare la funzione metabolica.

Una dieta ricca di questi alimenti ricchi di nutrienti rafforza i processi metabolici del corpo fornendo componenti essenziali per la produzione di energia e preservando la massa muscolare. Concentrandoti su cibi integrali e non lavorati, puoi ottimizzare il tuo metabolismo e godere di livelli di energia sostenuti per tutto il giorno.

• Effetto termico del cibo

Come la digestione aumenta il dispendio energetico

Il TEF o impatto termico dei pasti è la quantità di energia utilizzata dal tuo corpo per digerire, assumere e modificare tutti i nutrienti presenti in ciò che mangi. Il TEF varia in base al tipo di cibo, con le proteine che mostrano il più alto effetto termico, seguite da carboidrati e grassi.

Proteina: Il corpo spende una notevole quantità di energia per scomporre le proteine in amminoacidi, che sono essenziali per la riparazione muscolare e varie funzioni corporee. Questo processo aumenta il dispendio calorico, rendendo le diete ad alto contenuto proteico una scelta popolare per coloro che mirano a migliorare il loro metabolismo e preservare la massa muscolare magra. Il TEF per le proteine può variare dal 20% al 30% delle calorie totali consumate.

Carboidrati: I carboidrati complessi, in particolare, richiedono più energia per la digestione rispetto agli zuccheri semplici a causa del loro contenuto di fibre. Il TEF per i carboidrati è generalmente compreso tra il 5% e il 10% delle calorie consumate.

Grassi: Tuttavia, i grassi sono necessari per una buona salute, ma hanno un effetto termico inferiore rispetto a proteine e carboidrati. L'effetto termico del cibo (TEF) per i grassi varia in genere dallo 0 al 3% delle calorie consumate, rendendoli il macronutriente meno esigente a livello metabolico.

Sebbene il TEF rappresenti solo una piccola parte della spesa calorica giornaliera (circa il 10% dell'uso energetico totale), gli alimenti con un effetto termico più elevato, come proteine magre e carboidrati complessi fibrosi, possono fornire una leggera ma evidente spinta al metabolismo. Incorporando questi tipi di alimenti nei pasti quotidiani, puoi migliorare la tua spesa energetica complessiva e promuovere un processo metabolico più efficiente.

• **Integratori e vitamine:**

Nutrienti che supportano un metabolismo sano

Una dieta completa è essenziale per mantenere un metabolismo sano, ma alcuni integratori e vitamine possono migliorare ulteriormente la funzione metabolica affrontando carenze nutrizionali e supportando specifici processi corporei. Ecco alcuni nutrienti chiave che contribuiscono al metabolismo.

Vitamine B: Le vitamine del gruppo B (B1, B2, B3, B5, B6, B7, B9 e B12) sono fondamentali per trasformare il cibo che consumi in energia. Svolgono un ruolo nel metabolismo di carboidrati, grassi e proteine. Livelli insufficienti di vitamine del gruppo B possono causare stanchezza, pigrizia e metabolismo lento in un individuo. Esempi di alimenti che hanno alti livelli di vitamine del gruppo B includono verdure a foglia verde, uova, latticini, cereali integrali e carne magra. Se non assumi abbastanza vitamina B dalla tua dieta, allora è bene includere un integratore che migliorerà la tua produzione di energia.

Magnesio: Oltre trecento reazioni enzimatiche avvengono nel nostro corpo con l'aiuto del magnesio, ma la maggior parte di esse è direttamente correlata alla produzione di energia e ai processi metabolici. Convertendo il glucosio in energia, il magnesio regola i livelli di zucchero nel sangue e supporta le funzioni muscolari. Un basso apporto di magnesio provoca affaticamento e crampi muscolari. Per ottenere più magnesio, puoi consumare alimenti come spinaci, mandorle e cioccolato fondente oppure optare per degli integratori.

Acidi grassi omega-3: Gli Omega 3, in particolare EPA e DHA presenti nell'olio di pesce, combattono l'infiammazione che potrebbe influenzare negativamente il tasso metabolico, contribuendo così a un corretto tasso metabolico nel tempo. Gli Omega-3 migliorano anche il metabolismo dei grassi insieme alla sensibilità all'insulina; quindi sono un integratore essenziale per sostenere un normale tasso metabolico. Il pesce grasso, le noci e i semi di lino sono fonti di Omega-3, mentre gli integratori di olio di pesce offrono ulteriori acidi grassi Omega-3.

Vitamina D: Gli studi dimostrano che basse quantità di questa vitamina possono essere associate all'aumento di peso e a un lento processo metabolico. Inoltre, è uno degli ormoni coinvolti nella regolazione del metabolismo poiché influenza la produzione di insulina e aiuta il corpo a scomporre i grassi. La migliore fonte di vitamina D proviene dal sole, ma durante i mesi più freddi o per coloro che non sono sufficientemente esposti alla luce solare, assumere integratori aiuterà a mantenere livelli ottimali.

Estratto di tè verde: Nel tè verde sono presenti catechismi e caffeina. Questi due elementi sono noti per aumentare l'ossidazione dei grassi, aumentando così i tassi metabolici. Secondo studi di ricerca, gli integratori di estratto di tè verde possono anche migliorare la combustione delle calorie e aiutare la perdita di peso perché stimolano la termogenesi, la produzione di calore all'interno del corpo umano che brucia calorie.

Sebbene gli integratori possano aiutare a mantenere la salute metabolica, è essenziale notare che non sostituiscono la dieta corretta ricca di nutrienti e uno stile di vita sano. Ciò significa che dovresti parlare con il tuo medico prima di iniziare qualsiasi tipo di regime di integrazione per capire se è adatto alle tue esigenze specifiche.

• Orari dei pasti e metabolismo

Gli effetti del digiuno intermittente, dei pasti frequenti e dei ritmi circadiani

Le sequenze in cui mangiamo possono influenzare notevolmente i tassi metabolici e i livelli di energia del nostro corpo. La stima del corpo su come il cibo viene digerito e l'energia utilizzata può dipendere dai tipi di schemi di pasti scelti da un individuo, che si tratti di digiuno irregolare o di tassi di consumo ripetuti.

Digiuno intermittente:
Questa pratica alimentare prevede periodi alternati di alimentazione con altri senza. Digiunare a intermittenza per 16 ore e concedersi di mangiare nelle successive otto ore è una moda comune. Altre forme includono 5:2, in cui si mangia normalmente per cinque giorni prima di ridurre il consumo di calorie in due giorni. Secondo vari studi, l'IF aiuta la sensibilità all'insulina, aumenta il tasso di riduzione dei grassi e stimola il recupero cellulare tramite il meccanismo dell'autofagia (autodigestione). Durante l'IF, si può migliorare il controllo del metabolismo e facilitare la combustione dei grassi senza perdere massa muscolare, concedendo al corpo lunghe pause per il cibo.

Aumento della frequenza dei pasti:
Un'alternativa per migliorare il metabolismo è quella di mangiare pasti più piccoli e divisi a intervalli regolari durante il giorno. Idealmente con un approccio del genere, il consumo ogni tre o quattro ore sarebbe l'ideale perché allora è probabile che impedisca il calo di zucchero nel sangue e quindi li mantenga sempre energici. Diventa molto utile per coloro il cui livello di attività richiede molta energia o che vogliono evitare grandi quantità di cibo quando ingeriscono grandi porzioni. C'è ancora controversia sull'effetto sul tasso metabolico per quanto riguarda i pasti frequenti; tuttavia l'elemento più significativo è sempre la qualità e la composizione del cibo.

Ritmi circadiani:
Il metabolismo è una delle cose che sono regolate dal ritmo circadiano, che è un orologio interno presente in ogni corpo umano. Per questo motivo, le persone dovrebbero mangiare secondo il loro naturale ciclo giorno-notte, noto anche come ciclo diurno, che implica durante le ore diurne quando i processi digestivisi svolgono in modo ottimale portando così a migliori risultati di salute attraverso un metabolismo ottimizzato non significa solo convertire il cibo in energia, ma significa anche

mantenere tutte le normali funzioni all'interno del corpo, inclusi i meccanismi di crescita e riparazione. Secondo i risultati dello studio a tarda notte. Gli spuntini interferiscono con alcune attività metaboliche, causando quindi un aumento di peso eccessivo o una cattiva gestione dell'energia all'interno del sistema umano. Pertanto, se vuoi che la tua dieta migliori i tassi metabolici, dovresti assumere la maggior parte dell'apporto calorico nelle prime ore del giorno, quando il corpo può metabolizzare il cibo molto più velocemente che in qualsiasi altro momento.

Riepilogo

Fare scelte di vita consapevoli che supportino una produzione di energia sostenuta è la chiave per ottimizzare il tuo metabolismo, non solo la genetica. Consolidando varietà di alimenti ricchi di integratori che aiutano la digestione, comprendendo come l'assimilazione aumenta il consumo di energia e utilizzando integratori e nutrienti per riempire i buchi nutrizionali, puoi dare alla tua digestione l'aiuto di cui ha bisogno per funzionare al meglio. Inoltre, esplorare diverse strade per quanto riguarda le procedure di tempistica della cena, ad esempio il digiuno irregolare o mangiare in uno stato di armonia con i tuoi ritmi circadiani può anche migliorare il benessere metabolico e sviluppare ulteriormente la tua prosperità generale. Con la giusta metodologia, puoi affrontare la forza della tua digestione per ottenere energia e imperatività durature.

Capitolo 4

La connessione tra esercizio fisico e metabolismo

Il legame tra esercizio fisico e metabolismo

*E*xercise si distingue come uno dei metodi più potenti per influenzare il metabolismo e migliorare la spesa energetica complessiva. Quando ti impegni in attività fisica, il tuo corpo non solo brucia calorie durante l'allenamento, ma gode anche di un aumento metabolico che dura ben oltre la sessione.

• Come l'attività fisica influenza il tasso metabolico

Acquisire informazioni su come l'esercizio interagisce con il metabolismo può darti gli strumenti per fare scelte migliori riguardo ai tipi di attività che ottimizzeranno il tuo dispendio energetico, aiuteranno nella perdita di grasso e promuoveranno lo sviluppo di massa muscolare magra. In questa sezione, esamineremo come varie forme di esercizio, sia aerobico che anaerobico, influenzano il metabolismo, insieme ai ruoli dell'allenamento della forza, dell'High-Intensity Interval Training (HIIT) e del recupero post-esercizio nel supportare la salute metabolica.

Esercizio aerobico:
Le attività aerobiche, tra cui corsa, nuoto, ciclismo e camminata, utilizzano principalmente l'ossigeno per generare energia. Questi esercizi sono caratterizzati da movimenti sostenuti a bassa intensità che possono essere eseguiti per periodi più lunghi. L'impegno in esercizi aerobici migliora la resistenza cardiovascolare ed è efficace per bruciare calorie durante la sessione. Tuttavia, la spinta metabolica tende a essere temporanea una volta conclusa l'attività.

I vantaggi dell'esercizio aerobico comprendono una migliore funzionalità cardiaca e polmonare, una maggiore ossidazione dei grassi e una combustione calorica complessiva, ma l'aumento a lungo termine del tasso metabolico basale (BMR) non è così pronunciato come quello osservato con gli esercizi anaerobici.

Esercizio anaerobico:

Gli esercizi anaerobici, tra cui sollevamento pesi, sprint e allenamento a intervalli ad alta intensità (HIIT), utilizzano l'energia immagazzinata nei muscoli, come il glicogeno, e non necessitano di ossigeno durante l'attività. Questi allenamenti sono brevi ma intensi, spingendo il corpo ad attingere alle sue rapide riserve di energia. È noto che l'esercizio anaerobico causa micro-lacerazioni nelle fibre muscolari, che richiedono energia per la riparazione e la ricostruzione dopo la sessione, migliorando così il metabolismo anche durante il recupero. Questa forma di esercizio influenza significativamente il metabolismo a lungo termine promuovendo la crescita muscolare, poiché il tessuto muscolare brucia più calorie a riposo rispetto al tessuto adiposo.

Sia gli esercizi aerobici che quelli anaerobici svolgono un ruolo cruciale nella salute metabolica; tuttavia, gli esercizi anaerobici si distinguono per la loro capacità di fornire vantaggi metabolici duraturi. Migliorano la crescita muscolare e aumentano il dispendio calorico anche dopo la fine dell'allenamento.

• Allenamento della forza e massa muscolare

Costruire massa muscolare magra per una spinta metabolica a lungo termine

L'allenamento di forza, spesso definito allenamento di resistenza, è uno dei metodi più efficaci per migliorare il metabolismo nel tempo. Aumentando la massa muscolare magra, si aumenta il tasso metabolico a riposo (RMR) del corpo, consentendo di bruciare più calorie anche a riposo. Il tessuto muscolare è metabolicamente attivo, il che significa che richiede più energia per sostenersi rispetto al grasso. Pertanto, più muscoli si sviluppano, più calorie il corpo spende quando non si fa esercizio.

Sviluppo della massa muscolare magra:
Quando partecipi ad attività di allenamento della forza, come il sollevamento pesi, l'esecuzione di esercizi a corpo libero (come squat, flessioni o affondi) o l'utilizzo di fasce di resistenza, i tuoi muscoli subiscono stress che porta a piccole lesioni nelle fibre muscolari. Il corpo ripara queste lesioni creando nuove fibre muscolari più forti, un processo che richiede energia e aumenta il tuo tasso metabolico. Man

mano che aumenti la tua massa muscolare, il tuo corpo diventa più efficiente nel bruciare calorie, aiutando nella gestione del peso e nella perdita di grasso.

Il ruolo del muscolo nel metabolismo:
Il tessuto muscolare brucia circa tre volte più calorie del tessuto adiposo. Ciò significa che aumentando la massa muscolare magra tramite un regolare allenamento di forza, puoi aumentare significativamente il tuo metabolismo basale (BMR), consentendo al tuo corpo di bruciare più calorie durante il giorno. Nel tempo, ciò porta a una migliore composizione corporea, a un maggiore dispendio energetico e a una più facile gestione del peso.
L'allenamento di forza offre benefici metabolici che vanno oltre il semplice consumo di calorie durante l'allenamento. Aiuta a mantenere la massa muscolare magra con l'avanzare dell'età, il che è importante perché i muscoli diminuiscono naturalmente con l'età, portando a un metabolismo più lento. Incorporando un regolare allenamento di forza nella tua routine di esercizi, puoi contrastare questo declino naturale e mantenere un metabolismo più sano e attivo con l'avanzare dell'età.

- # HIIT (allenamento a intervalli ad alta intensità)

I benefici di brevi sessioni di esercizio intenso per il metabolismo

L'High-Intensity Interval Training (HIIT) è una forma di esercizio caratterizzata da brevi e intense esplosioni di attività seguite da brevi periodi di riposo o intervalli a bassa intensità. Questo metodo di allenamento è particolarmente efficace per migliorare il metabolismo, poiché sfida il corpo ai suoi limiti, richiedendo un notevole dispendio energetico in un lasso di tempo condensato. L'HIIT coinvolge sia i sistemi energetici aerobici che anaerobici, offrendo vantaggi metabolici simili a quelli ottenuti dall'allenamento di resistenza e forza.

Come l'HIIT migliora il metabolismo:

Durante una sessione HIIT, il corpo consuma rapidamente un numero considerevole di calorie, ma i veri benefici metabolici continuano anche dopo la fine dell'allenamento. Questo fenomeno, definito consumo eccessivo di ossigeno post-esercizio (EPOC) o "effetto post-brucia", è caratterizzato da un aumento del tasso di assunzione di ossigeno e di combustione delle calorie che avviene mentre il corpo si riprende dall'intenso sforzo. Ciò indica che il metabolismo rimane elevato e continua a bruciare calorie per diverse ore dopo l'esercizio, anche quando sei a riposo.

Efficienza temporale:
Uno dei principali vantaggi dell'HIIT è la sua capacità di offrire sostanziali vantaggi metabolici in un lasso di tempo più breve rispetto ai tradizionali allenamenti aerobici a stato stazionario. Una tipica sessione HIIT dura solo 20-30 minuti, ma gli intervalli intensi abbinati all'effetto post-bruciatura lo rendono eccezionalmente efficace per potenziare la salute cardiovascolare, promuovere la perdita di grasso e migliorare le prestazioni metaboliche.

HIIT e perdita di grasso:
L'allenamento a intervalli ad alta intensità (HIIT) è particolarmente efficace per la perdita di grasso grazie alla sua capacità di aumentare il dispendio calorico sia durante che dopo gli allenamenti. La ricerca indica che l'HIIT è più efficace dell'esercizio continuo a intensità moderata nel ridurre il grasso viscerale, il grasso dannoso che circonda gli organi interni. Inoltre, l'HIIT aiuta a mantenere la massa muscolare, che è essenziale per un metabolismo sano durante la perdita di grasso.

Aggiungendo l'HIIT alla tua routine di allenamento alcune volte alla settimana, puoi migliorare significativamente il tuo metabolismo e ottenere risultati più rapidi in termini di forma fisica, perdita di grasso e dispendio energetico.

• Consumo energetico post-esercizio

Come il metabolismo continua a bruciare calorie dopo un allenamento

Uno dei vantaggi dell'esercizio fisico spesso sottovalutati è la sua capacità di aumentare il metabolismo anche dopo la conclusione dell'allenamento. Questo fenomeno di consumo energetico post-esercizio è in genere chiamato effetto post-combustione. Dopo un'intensa attività fisica, il corpo ha bisogno di energia aggiuntiva per riparare i muscoli, ricostituire le riserve energetiche e ripristinare il normale funzionamento. Durante questa fase di recupero, il metabolismo rimane elevato, consentendo di continuare a bruciare calorie a un ritmo maggiore.

EPOC (eccesso post-esercizio):
Consumo di ossigeno): dopo un allenamento intenso, il corpo entra in uno stato noto come consumo eccessivo di ossigeno post-esercizio (EPOC), in cui utilizza più ossigeno per tornare al suo stato di base. Questo processo richiede ulteriore energia, causando un aumento del livello di combustione delle calorie dopo aver completato la sessione di allenamento. L'intensità dell'esercizio è direttamente

correlata all'entità dell'effetto EPOC; gli allenamenti ad alta intensità come HIIT, sprint e sollevamento pesi pesanti in genere producono l'effetto post-bruciatura più pronunciato.

Recupero metabolico:
Dopo l'esercizio, i muscoli del corpo hanno bisogno di tempo per ripararsi e ricostruirsi, un processo che può durare diverse ore o addirittura giorni, a seconda dell'intensità dell'allenamento. Questo recupero richiede energia, che mantiene elevato il metabolismo, favorendo la perdita di grasso e la crescita muscolare. Dopo l'effetto brucia, l'eccessivo assorbimento di ossigeno post-esercizio (EPOC) può durare per circa 24-48 ore dopo l'esercizio, con la sua durata e intensità come fattori determinanti.

Recupero dell'equilibrio:
Sebbene l'effetto post-combustione sia un modo efficace per aumentare il metabolismo, è essenziale bilanciare allenamenti ad alta intensità con un recupero adeguato. Il sovrallenamento senza sufficiente riposo può causare esaurimento, affaticamento e una potenziale diminuzione del tasso metabolico. Per ottimizzare i vantaggi metabolici dell'esercizio riducendo al minimo il rischio di infortuni e affaticamento, è fondamentale dare

priorità a un sonno sufficiente, a una corretta alimentazione e a metodi di recupero attivi, come lo stretching o il movimento leggero.

Riepilogo

L'esercizio fisico è uno dei modi migliori per supportare la digestione e sviluppare ulteriormente il consumo di energia in generale. Sia attraverso esercizi vigorosi che migliorano il benessere cardiovascolare o attività anaerobiche che formano una massa snella, il lavoro attivo assume una parte critica nel supportare la capacità metabolica. La preparazione della forza, in particolare, offre vantaggi metabolici a lungo termine espandendo la massa e il consumo di calorie a riposo. L'HIIT fornisce un metodo produttivo nel periodo per aiutare la digestione con l'ulteriore vantaggio dell'impatto post-bruciatura, mentre l'utilizzo di energia post-allenamento garantisce che il tuo corpo continui a consumare calorie anche dopo aver terminato l'esercizio. Integrando diverse attività nella tua pratica quotidiana e compensandole con un recupero appropriato, puoi migliorare la tua digestione e apprezzare l'energia supportata durante il giorno.

Capitolo 5

Sonno, stress e metabolismo

*T*delirando nella ricerca di una salute perfetta e di energia sostenibile, le persone attribuiscono importanza al cibo e all'allenamento quando in realtà i componenti spesso trascurati sono il sonno e la pressione, che sono attori chiave nei processi metabolici. I nostri corpi hanno bisogno di riposo sufficiente e di una gestione efficace dello stress per funzionare al meglio. Questo capitolo approfondirà la connessione tra sonno, stress e metabolismo, rivelando come un sonno inadeguato e uno stress continuo possano interferire con le funzioni metaboliche e contribuire a problemi di salute a lungo termine. Inoltre, tratteremo strategie di consapevolezza e rilassamento per ridurre lo stress, insieme a consigli pratici per migliorare la qualità del sonno e l'efficienza metabolica.

• Il ruolo del sonno nella salute metabolica

Come la mancanza di sonno può interrompere il metabolismo e portare all'aumento di peso

Il sonno è un aspetto cruciale della vita che ha un impatto su quasi tutti i sistemi corporei, incluso il metabolismo. Durante il sonno, il corpo si impegna in vari processi che facilitano il recupero, la riparazione e la regolazione ormonale. Questa fase ristoratrice è essenziale per la salute metabolica; un sonno insufficiente o di bassa qualità può ostacolare gravemente la capacità del corpo di gestire l'energia e sostenere la corretta funzione metabolica.

Squilibrio ormonale:
Il rilascio ormonale che influenza notevolmente l'appetito e il metabolismo è regolato attraverso il sonno. Tutto questo coinvolge due ormoni chiave chiamati grelina e leptina. La grelina promuove la fame, mentre la leptina segnala sazietà, aiutando il corpo a bilanciare l'assunzione di cibo con la spesa energetica. Quando il sonno è inadeguato, i livelli di grelina aumentano e quelli di leptina diminuiscono, con conseguente aumento dell'appetito e un rischio

maggiore di mangiare troppo, il che può portare ad aumentare di peso nel tempo.

Sensibilità all'insulina:

Il sonno gioca un ruolo fondamentale nell'influenzare la sensibilità all'insulina. L'insulina è l'ormone che aiuta a regolare i livelli di zucchero nel sangue e aiuta le cellule a immagazzinare glucosio per produrre energia. Un sonno insufficiente è stato associato alla resistenza all'insulina, una condizione in cui le cellule del corpo diventano meno reattive all'insulina, con conseguenti livelli di zucchero nel sangue più elevati. Questa resistenza può essere un precursore di disturbi metabolici come il diabete di tipo 2 e può anche contribuire all'aumento di peso, specialmente nella zona addominale.

Rallentamento metabolico:

La ricerca indica che la mancanza di sonno può ridurre il tasso metabolico del corpo, rendendo più difficile bruciare calorie in modo efficace. Quando si è privati del sonno, il corpo tende a conservare energia riducendo il dispendio calorico complessivo, il che può ostacolare gli sforzi per perdere peso e portare all'accumulo di grasso nel tempo.

• Stress e cortisolo

Come lo stress cronico influisce sulla funzione metabolica

Lo stress è un fattore importante che può avere un impatto significativo sulla salute metabolica. Quando il corpo è sottoposto a stress, attiva il sistema nervoso simpatico e rilascia ormoni dello stress, tra cui il cortisolo è il più importante. Mentre il cortisolo svolge un ruolo cruciale nella gestione dello stress a breve termine e aiuta il corpo ad affrontare le sfide immediate, lo stress prolungato può portare a livelli di cortisolo persistentemente elevati, che possono influire negativamente sul metabolismo.

Cortisolo e accumulo di grassi: Uno dei modi principali in cui il cortisolo influenza il metabolismo è incoraggiando l'accumulo di grasso, in particolare nella zona addominale. Ciò avviene perché il cortisolo spinge il corpo a trattenere riserve di energia in previsione di una risposta prolungata allo stress. Livelli elevati di cortisolo sono associati a un aumento del grasso viscerale, che non solo altera l'aspetto fisico, ma aumenta anche il rischio di disturbi metabolici, tra cui malattie cardiovascolari e resistenza all'insulina.

Squilibrio della glicemia:

Lo stress cronico può causare un aumento dei livelli di zucchero nel sangue. Durante la risposta di lotta o fuga, il cortisolo aumenta lo zucchero nel sangue per fornire una rapida fonte di energia al corpo in reazione alle minacce percepite. Tuttavia, quando lo stress persiste, questo continuo aumento dello zucchero nel sangue può portare a resistenza all'insulina e interrompere il sistema metabolico, rendendo più difficile per il corpo gestire l'energia in modo efficace.

Impatto sull'appetito e sulle voglie:

Periodi prolungati di stress spesso portano a mangiare per motivi emotivi, poiché il corpo cerca fonti di energia rapide come cibi ricchi di zuccheri e grassi. Il cortisolo aumenta la produzione di neuropeptide Y, una sostanza che aumenta la voglia di cibi ricchi di calorie, il che può portare a mangiare troppo e a un potenziale aumento di peso. Questa relazione malsana con il cibo può compromettere ulteriormente la salute metabolica, in particolare quando lo stress diventa cronico.

• Tecniche di consapevolezza e rilassamento

Strategie per ridurre lo stress e migliorare la salute metabolica

Lo stress cronico può avere effetti dannosi sul metabolismo, rendendo fondamentale trovare strategie efficaci di gestione dello stress per supportare la salute metabolica. Le tecniche di consapevolezza e rilassamento forniscono approcci pratici, supportati dalla ricerca, per alleviare lo stress e migliorare il benessere generale.

Meditazione consapevole:
Questa pratica si concentra sull'essere presenti nel momento, coltivando la consapevolezza di pensieri, emozioni e sensazioni fisiche senza giudizio. La ricerca indica che la meditazione consapevole può abbassare i livelli di cortisolo e di altri ormoni dello stress, aiutando il corpo a raggiungere uno stato più rilassato. Attenuando lo stress, la consapevolezza può aiutare nella regolazione dell'appetito, migliorare la sensibilità all'insulina e migliorare la funzione metabolica complessiva.

Esercizi di respirazione:
Tecniche come la respirazione diaframmatica e la respirazione a scatola stimolano il sistema nervoso parasimpatico, che governa il riposo e il rilassamento. Questi esercizi aiutano ad abbassare la frequenza cardiaca, a diminuire i livelli di cortisolo e a promuovere un senso di calma, mitigando efficacemente l'impatto dello stress cronico sul metabolismo.

Rilassamento muscolare progressivo:
Questo metodo comporta la tensione e il rilassamento sistematici di ogni gruppo muscolare, iniziando dai piedi e procedendo verso la testa. Concentrandosi sulle sensazioni di tensione e rilassamento, questa pratica aiuta ad alleviare lo stress sia fisico che mentale, portando a una ridotta produzione di cortisolo e a una migliore salute metabolica nel tempo.

• Igiene del sonno per una salute ottimale

Suggerimenti per migliorare la qualità del sonno e l'efficienza metabolica

Migliorare la qualità del sonno è una delle strategie più efficaci per supportare un metabolismo sano. Gli stili di vita che facilitano un sonno confortevole e ininterrotto sono noti come buona igiene del sonno. Ecco alcuni suggerimenti per migliorare la qualità del sonno e l'efficienza metabolica:

Crea un programma di sonno:
Andare a letto e svegliarsi alla stessa ora ogni giorno aiuta a regolare l'orologio interno del corpo o ritmo circadiano. Questa regolarità consente al corpo di anticipare il rilascio di ormoni che favoriscono il sonno come la melatonina, rendendo più facile addormentarsi e mantenere il sonno per tutta la notte.

Creare un'atmosfera tranquilla per dormire:
Trasforma la tua camera da letto in un rifugio sereno e accogliente per dormire. Assicurati che la luce sia spenta, che non ci siano rumori e che la stanza sia molto fredda per riuscire a dormire bene. Potresti voler usare tende oscuranti,

generatori di rumore bianco o tappi per le orecchie per migliorare l'ambiente rilassante.

Ridurre l'esposizione allo schermo prima di dormire:

La luce blu di dispositivi come telefoni, tablet e computer può interrompere la produzione di melatonina, rendendo più difficile addormentarsi. Per far rilassare il corpo e prepararlo al sonno, prova a non usare il cellulare o a non guardare film per almeno un'ora prima di andare a letto.

Evitare di assumere caffeina e pasti pesanti durante la notte:

La caffeina stimola il corpo e rimane nei sistemi corporei per ore, impedendo di addormentarsi. Inoltre, consumare pasti abbondanti subito prima di andare a letto può causare disagio e interferire con il sonno. Per favorire un riposo migliore, prova a eliminare la caffeina nel tardo pomeriggio e la sera e cerca di consumare l'ultimo pasto qualche ora prima di andare a letto.

Integrare le tecniche di rilassamento:

Impegnarsi in metodi di rilassamento come respirazione profonda, meditazione o stretching delicato prima di dormire può aiutare a segnalare al tuo corpo che è il momento di rilassarsi e prepararsi al riposo. Queste tecniche possono alleviare lo stress e favorire un senso di tranquillità, rendendo più facile addormentarsi e mantenere il sonno per tutta la notte.

Riepilogo

Il sonno e lo stress sono parti fondamentali del benessere metabolico. Sfortunatamente, il sonno può disturbare l'equilibrio chimico, portare ad aumento di peso e ostacolare la capacità del corpo di controllare il glucosio, mentre la pressione continua può aumentare i livelli di cortisolo e favorire l'accumulo di grasso. Concentrandosi sul riposo tranquillo e provando strategie di cura e rilassamento per supervisionare la pressione, puoi sostenere una digestione solida, migliorare i livelli di energia e lavorare sulla prosperità generale.

Capitolo 6

Ormoni e metabolismo

*H*Gli ormoni sono essenziali per la gestione del metabolismo e della produzione di energia all'interno del corpo.sono capacidi corrieri di sostanze, regolazione dell'ammissione di energia, accumulo e utilizzo. Ogni sostanza chimica collegata alla digestione svolge una parte inequivocabile che influenza diversi cicli, tra cui il consumo di grassi, il controllo del glucosio e le linee guida del desiderio. In questa parte, esamineremo le sostanze chimiche essenziali che hanno un impatto sul benessere metabolico, come le sostanze chimiche della tiroide, l'insulina, la leptina, la grelina e le sostanze chimiche surrenali. Acquisire conoscenze sul funzionamento di queste sostanze chimiche è fondamentale per migliorare la digestione e supportare la prosperità generale.

• Salute e metabolismo della tiroide

Come la tiroide regola i livelli di energia e il metabolismo

Il ruolo della tiroide nella guida energetica
L'organo tiroideo, organizzato nel collo, è un organo fondamentale nel coordinamento dell'assorbimento. Da esso vengono veicolate due grandi sostanze sintetiche: la tiroxina (T4) e la triiodotironina (T3).

Durante il funzionamento della tiroide, una persona può avere livelli alti o bassi di utilizzo e conservazione dell'energia.

Ipertiroidismo e ipotiroidismo:

I problemi alla tiroide possono interferire notevolmente con l'equilibrio del metabolismo. L'ipertiroidismo si verifica quando la tiroide diventa troppo attiva e ha quantità eccessive di ormoni, accelerando quindi il metabolismo e portando a sintomi come rapida perdita di peso, aumento della frequenza cardiaca e ansia. Al contrario, l'ipotiroidismo si verifica quando c'è una bassa attività nella ghiandola che porta a una riduzione del tasso di metabolismo. Chi soffre di ipotiroidismo affronta spesso effetti collaterali come stanchezza, aumento di peso e difficoltà a mettersi in forma, poiché i loro corpi lottano per usare l'energia in modo produttivo.

Prodotti chimici della tiroide e metabolismo basale (BMR):

Le sostanze chimiche della tiroide svolgono un ruolo chiave nella gestione del metabolismo basale (BMR), che riguarda l'energia necessaria affinché il corpo svolga ruoli fondamentali mentre è molto fermo. Livelli elevati di sostanze chimiche della tiroide determinano un BMR espanso, che comporta un uso calorico più notevole. È interessante notare che bassi livelli di queste sostanze chimiche determinano un BMR ridotto, che fa sì che il corpo consumi meno calorie e accumuli più grasso. Quindi, è essenziale mantenere il benessere della tiroide per garantire che il corpo trasformi con successo il cibo in energia.

• Regolazione dell'insulina e della glicemia

Il ruolo dell'insulina nell'immagazzinamento energetico e la sua connessione con la salute metabolica

L'insulina, un ormone prodotto dal pancreas, è fondamentale per il controllo del livello di zucchero nel sangue e dell'accumulo di energia. Gli alimenti vengono scomposti in glucosio (zucchero), che entra nel flusso sanguigno dopo che mangiamo. Dopodiché, l'insulina viene rilasciata per trasportare il glucosio dai vasi sanguigni alle cellule, dove verrà utilizzato per produrre energia o immagazzinato sotto forma di glicogeno per un uso futuro.

Immagazzinamento di energia e accumulo di grasso:
L'apporto di glucosio non solo viene utilizzato immediatamente per produrre energia, ma segnala anche agli organi di immagazzinare l'eccesso come glicogeno nel fegato e nei muscoli tramite l'insulina. Una volta saturate le riserve di glicogeno, il glucosio in eccesso viene convertito e depositato come grasso all'interno

dei tessuti adiposi. Questo processo è importante per raggiungere l'equilibrio nella spesa energetica; tuttavia, quando l'insulina fallisce, si instaura una resistenza che porta all'accumulo di grasso.

Resistenza all'insulina

: La resistenza all'insulina si verifica quando le cellule del corpo non rispondono bene all'insulina, con conseguente aumento dei livelli di zucchero nel sangue. In risposta, il pancreas rilascerebbe maggiori quantità di ormone, portando così a un accumulo di elevate quantità di esso nel tempo. È stato stabilito che questo stato predispone al diabete mellito di tipo II, contribuendo inoltre alla sindrome metabolica, un insieme di condizioni che aumentano le possibilità di malattie cardiache, ictus o altre patologie metaboliche. Ciò ha reso più difficile per le persone con questo disturbo normalizzare le funzioni corporee.

L'insulina come ormone:

L'insulina è prodotta dal pancreas. Questo ormone svolge un ruolo importante nella regolazione dei livelli di zucchero nel sangue e nell'immagazzinamento di energia. Quando mangiamo alimenti, i carboidrati vengono scomposti in glucosio (zucchero) ed entrano nel flusso sanguigno dopo aver mangiato. Quindi deve esserci una secrezione di rilascio di insulina che aiuta a spostare il glucosio dal flusso sanguigno verso le cellule dove svolge le sue funzioni o viene conservato come glicogeno per un uso successivo.

Il ruolo dell'insulina nell'immagazzinamento dell'energia e nell'aumento delle riserve di grasso:

Il glucosio non solo viene utilizzato rapidamente per le esigenze di combustione, ma informa anche alcuni organi di trattenere il glucosio in eccesso nel fegato o nei muscoli sotto forma di glicogeno tramite insulina. Il glucosio in eccesso verrà trasformato in grassi quando tutte le riserve di glicogeno saranno riempite e conservate in vari strati del corpo noti come tessuto adiposo. Questa intera procedura è necessaria per raggiungere l'equilibrio in termini di spesa energetica, tuttavia? Quando si verifica un guasto nel meccanismo dell'insulina, ci sarà resistenza seguita da accumulo di peso.

La resistenza all'insulina si verifica quando le cellule del corpo non rispondono bene all'insulina, con conseguente aumento dei livelli di glucosio nel sangue. Nel tempo, il pancreas compensa producendo più insulina, il che può portare a livelli cronicamente elevati di questo ormone nel corpo. Questa condizione aumenta il rischio di diabete di tipo 2; può anche contribuire alla sindrome metabolica (un insieme di condizioni che aumentano il rischio di malattie cardiache, ictus e altri disturbi metabolici). Causa difficoltà al corpo a regolare il normale funzionamento.

• Leptina e grelina

Ormoni che controllano la fame e l'equilibrio energetico
Leptina e grelina sono associate all'equilibrio energetico a breve termine. Invece di sopprimere l'appetito, inviano segnali al cervello per gestirlo, la grelina promuove la fame. I livelli di grelina aumentano quando mangiamo velocemente e diminuiscono dopo cena.

Oltre a influenzare l'assunzione di cibo, si è scoperto che la grelina influenza altri aspetti del comportamento, come l'elaborazione della ricompensa e la motivazione per il cibo. Alcuni studi hanno anche dimostrato che influenza la funzione cognitiva migliorando la ritenzione della memoria.

Anche la grelina svolge un ruolo importantenella regolazione dell'omeostasi energetica stimolando la secrezione dell'ormone della crescita e degli ormoni lisogeni attraverso i GHSR (recettori secretagoghi dell'ormone della crescita). Nel tessuto adiposo, può stimolare la produzione di cellule adipose mentre nel cuore può stimolare la crescita delle cellule del muscolo cardiaco.

Leptina vs grelina:
La battaglia per il tuo cervello Tuttavia, la relazione tra questi due ormoni non è così semplice poiché ci sono altri fattori coinvolti nel controllo dell'appetito come il neuropeptide Y (NPY), l'oressina della proteina correlata all'agouti (AGRP) e la fisiologia dei neuroni POMC che contribuiranno ai loro effetti sull'assunzione di cibo, con la leptina che è più efficace della grelina nel combattere l'obesità dopo la perdita di peso ma meno efficace nella prevenzione dell'aumento di peso, rendendoli quindi antagonisti l'uno dell'altro.

Infine, non possiamo dimenticare lo stress che gioca la sua parte anche qui, in particolare il cortisolo che è noto per il suo effetto anabolico sui tessuti come la sintesi proteica o la sintesi del glicogeno da glucosio o acidi grassi a seconda del substrato disponibile. Tutte queste interazioni creano una rete complessa in cui la leptina comanda un segnale di "energia sufficiente" mentre la grelina invia una chiamata per "ricominciare a mangiare". Questo concetto di dualità dovrebbe consentirci di capire perché alcune persone mangiano meno durante lo stress e altre addirittura mangiano di più quando si rendono conto che qualsiasi morso della fame si dissiperebbe con gli spuntini che forniscono conforto nei momenti difficili piuttosto che svuotare i nostri stomaci.

• **Funzione surrenale**

Come gli ormoni surrenali influenzano il metabolismo e l'energia

Gli organi surrenali, situati sopra i reni, producono diverse sostanze chimiche che dirigono la digestione, la creazione di energia e la reazione del corpo alla spinta. La sostanza chimica surrenale più importante in questo contesto è il cortisolo, spesso definito "sostanza chimica dello stress".

Cortisolo ed elaborazione:

Il cortisolo viene trasportato a causa della pressione ed è una parte critica del coordinamento dell'elaborazione. Aiuta il corpo a utilizzare l'energia da amido, grassi e proteine. Quando c'è pressione, il cortisolo aumenta le concentrazioni di glucosio incoraggiando la gluconeogenesi, che è un metodo per generare glucosio da materiali non carboidrati come amminoacidi e lipidi. Ciò fornisce al corpo una rapida fonte di energia per gestire difficoltà rapide.

Pressione persistente e cortisolo:
Mentre le espansioni momentanee del cortisolo
sono utili per la creazione di energia, la
pressione continua può indurre un aumento
ritardato dei livelli di cortisolo, che può
influenzare negativamente la digestione. Livelli
elevati di cortisolo promuovono l'accumulo di
grasso, in particolare nella zona addominale, e
aumentano il rischio di resistenza all'insulina e
problemi metabolici. La pressione costante può
anche indurre a concedersi, poiché il cortisolo
stimola il desiderio di fonti alimentari malsane,
dolci e grasse.

Debolezza surrenale:
Quando gli organi surrenali sono esausti a causa
di una pressione persistente, potrebbero lottare
per creare livelli soddisfacenti di cortisolo,
provocando una condizione nota come
stanchezza surrenale. Gli effetti collaterali della
stanchezza surrenale includono bassa energia,
difficoltà di concentrazione e blocco del registro
metabolico, rendendo più difficile consumare
calorie e mantenere un peso sano.

**Regolazione del cortisolo per il benessere
metabolico:**
Controllare la pressione attraverso metodi di
rilassamento, attività fisica regolare e un riposo
sano può aiutare a tenere sotto controllo i livelli

di cortisolo, favorendo una sana digestione e prevenendo gli effetti negativi del peso costante sulla capacità metabolica.

Il metabolismo è regolato dagli ormoni, che sono fondamentali per regolare l'uso e l'immagazzinamento dell'energia da parte del corpo. Ogni ormone svolge una funzione specifica nel mantenimento della salute metabolica, che va dal controllo della tiroide del metabolismo basale al ruolo dell'insulina nella regolazione della glicemia. Una migliore comprensione della leptina, della grelina, del cortisolo e di altri ormoni fornisce agli individui una panoramica del controllo dell'appetito, del dispendio energetico e dell'equilibrio metabolico generale. Attraverso stili di vita sani come una buona dieta, la gestione dello stress e l'esercizio fisico, si può mantenere l'equilibrio ormonale, consentendo così di raggiungere un metabolismo ottimale e prolungare la propria vita.

Riepilogo

Gli ormoni sono regolatori essenziali del metabolismo, che influenzano il modo in cui il corpo utilizza e immagazzina energia. Ogni ormone ha un ruolo distinto nel mantenimento della salute metabolica, dalla regolazione della tiroide del metabolismo basale alla funzione dell'insulina nella gestione dei livelli di zucchero nel sangue. Acquisire informazioni sui ruoli di ormoni come leptina, grelina e cortisolo ci aiuta a comprendere gli intricati sistemi che controllano l'appetito, il dispendio energetico e l'equilibrio metabolico generale. Raggiungendo l'equilibrio ormonale attraverso scelte di vita sane, come un'alimentazione bilanciata, una gestione efficace dello stress e un'attività fisica costante, gli individui possono migliorare il loro metabolismo e promuovere il benessere a lungo termine.

Capitolo 7

Invecchiamento e metabolismo

UNInvecchiando, il nostro corpo subisce diversi cambiamenti, e uno dei più basilari è il modo in cui cambia il nostro assorbimento. Il processo mediante il quale il nostro corpo converte il cibo in energia, essenziale per mantenere funzioni corporee vitali come respirazione, diffusione e assorbimento, è definito digestione. Con l'età, la vitalità di questi cicli marcirà nel complesso, rendendo più difficile rimanere consapevoli dei livelli di energia, massa e peso sano. Per prevenire l'aumento di peso indesiderato e promuovere il benessere generale, è essenziale comprendere la relazione tra digestione e invecchiamento. Questa parte esplorerà come l'elaborazione cambia con l'età, quadri per mantenere un'assimilazione sana mentre invecchiamo e suggerimenti adatti per ostacolare l'aumento di peso correlato all'età.

• Come cambia il metabolismo con l'età

Perché il metabolismo diminuisce con l'avanzare dell'età

Invecchiando, uno degli sviluppi più evidenti è la costante diminuzione del nostro metabolismo basale (BMR), che è la quantità di calorie che il nostro corpo consuma ancora in modo eccezionale. Questa diminuzione del BMR è influenzata da un paio di componenti, che ricordano i cambiamenti nella creazione del corpo, nei livelli di sostanze e nei piani di sviluppo.

Perdita di massa muscolare:
Uno degli scopi fondamentali dietro unsempre più elaborazione lenta con l'età è la mancanza di massa, una collaborazione nota come sarcopenia. Il tessuto muscolare è più metabolicamente unico del grasso, il che significa che consuma più calorie anche eccezionalmente ancora. Invecchiando, perderemo massa, in particolare se non stiamo prendendo parte a lavori di forza standard. Questa mancanza di massa diminuisce l'utilizzo complessivo di energia del corpo, rendendo più chiaro l'aumento di peso, indipendentemente

dal fatto che gli esempi dietetici rimangano inalterati.

Cambiamenti ormonali:
Un'altra variabile chiave che si aggiunge all'arresto metabolico è la regolazione dei livelli di composti. Con l'avanzare dell'età, la produzione di composti sintetici espliciti, simili a sostanze di miglioramento e sintetici sessuali (estrogeni e testosterone), diminuisce. Questi sintetici accettano parti enormi nel coordinamento della massa, della dispersione del grasso e della creazione di energia. Livelli inferiori di queste sostanze sintetiche possono provocare un evento sociale di grasso esteso, in particolare intorno al distretto medio, e una diminuzione della vitalità metabolica.

Attività fisica ridotta:
Con l'avanzare dell'età, le persone finiranno regolarmente per essere meno genuinamente potenti alla luce di vari fattori, tra cui problemi clinici, livelli di energia ridotti e cambiamenti nello stile di vita.riduzionein fase di sviluppo si aggiunge ulteriormente al disastro muscolare e a un'elaborazione ancora più lenta. La vera letargia può allo stesso modo estendere la scommessa di disturbi metabolici, ad esempio, diabete di tipo 2 e disturbi cardiovascolari, che sono più dominanti negli adulti più preparati.

Resistenza all'insulina:
Lo sviluppo è in modo analogo associato a una scommessa estesa di resistenza all'insulina, una condizione in cui i telefoni del corpo diventano meno aperti all'insulina, la sostanza sintetica responsabile della supervisione dei livelli di glucosio. L'impedimento dell'insulina può provocare livelli di glucosio elevati e una scommessa estesa di aumento di peso e problemi metabolici.

- # **Strategie per mantenere un metabolismo sano nell'invecchiamento**

Dieta, esercizio fisico e abitudini di vita per supportare i livelli di energia e il benessere

Sebbene il marciume metabolico sia un elemento distintivo dello sviluppo, ci sono un paio di framework che possono aiutare a mantenere livelli di energia di elaborazione e sponsorizzazione elevati man mano che diventiamo più affermati. Una parte dei cambiamenti metabolici correlati all'invecchiamento può essere controbilanciata tramite una combinazione di alimentazione sana, esercizio fisico regolare e sane abitudini di vita.

Pianificazione della forza per risparmiare Massa:

Uno degli approcci più incredibili per uccidere la perdita di massa legata all'età è attraverso la pianificazione della forza o gli allenamenti di resistenza. Partecipare a pratiche che strutturano e mantengono consapevoli i muscoli, come il sollevamento pesi, gli esercizi a corpo libero o la preparazione con la fascia di resistenza, può aiutare a salvaguardare il tessuto muscolare e a mantenere l'assorbimento più potente. Costruire massa in forma supporta il consumo di calorie e crea ulteriormente forza, compattezza e tenendo conto di tutto.

Incorporare l'esercizio aerobico:
Per mantenere la salute cardiovascolare e supportare la digestione, è essenziale abbinare attività che consumano ossigeno come camminare, andare in bicicletta, nuotare o muoversi all'allenamento di forza. L'attività che consuma ossigeno aumenta l'utilizzo di energia del corpo e coordina i livelli di glucosio, riducendo la scommessa di deterrenza insulinica e malattie metaboliche.

Mangia una dieta equilibrata ricca di cibi ricchi di nutrienti: Man mano che invecchiamo, per supportare la digestione è necessaria una dieta regolare. Concentratevi sul consumo di una varietà di fonti alimentari ricche di integratori, come cereali integrali, grassi sani, proteine magre e numerosi prodotti del suolo.

Proteina

Le proteine sono particolarmente importanti per salvare massa e supportare la capacità metabolica. Per ridurre la probabilità di esagerare, contare cibi ricchi di proteine come pesce, pollame, uova, verdure e proteine vegetali in ogni pasto può aiutare a prevenire danni muscolari e aumentare la sazietà.

Cibo ricco di fibre

Assortimenti di alimenti ricchi di fibre, come cereali integrali, verdure e legumi, favoriscono la salute dello stomaco e aiutano a regolare i livelli di glucosio, il che è particolarmente importante poiché la risposta all'insulina diminuisce con l'età.

Mantenetevi idratati:

L'essiccazione può attenuare l'elaborazione, poiché il corpo richiede acqua gradevole per gestire davvero le calorie e completare i lavori metabolici. Bere un sacco di acqua durante il giorno mantiene consapevoli i cicli metabolici e ostacola l'esaurimento sciocco.

Dare priorità al sonno:

Una qualità del riposo deplorevole è associata a un'elaborazione ancora più lenta e a un rischio prolungato di aumento di peso. Per gli anziani, è fondamentale prestare attenzione alla buona igiene notturna in modo che possano avere un sonno ristoratore. Incredibili inclinazioni al riposo, ad esempio, mantenere un piano di riposo previsto, predisporre un ambiente di riposo piacevole e ridurre la ricettività agli schermi prima di andare a letto, possono aiutare a supportare la prosperità metabolica.

Gestire lo stress:
La pressione progressiva provoca livelli elevati di cortisolo, la sostanza di tensione del corpo, che può disturbare l'assorbimento e portare ad aumento di peso, specialmente nella zona mediana. Dirigere la tensione attraverso pratiche come la riflessione, esercizi di respirazione significativi, yoga e cura può aiutare a rimanere consapevoli dell'equilibrio ormonale e della capacità metabolica.

• Prevenire l'aumento di peso correlato all'età

Consigli pratici per bilanciare il metabolismo e mantenere la salute nel corso dei decenni

Prevenire l'aumento di peso diventa più difficile con l'avanzare dell'età, ma non è inevitabile. Con alcuni accorti aggiustamenti alla dieta, all'esercizio fisico e alle abitudini quotidiane, è possibile mantenere un peso sano ed evitare il rallentamento metabolico spesso associato all'invecchiamento.

Adattare l'apporto calorico al metabolismo: Poiché il metabolismo rallenta naturalmente con l'età, potrebbe essere necessario regolare l'apporto calorico per evitare di aumentare di peso. Ciò non significa tagliare drasticamente le calorie, ma piuttosto concentrarsi sul controllo delle porzioni e scegliere cibi più densi di nutrienti e meno calorici. Ridurre l'assunzione di cibi lavorati e ricchi di zuccheri può aiutare a prevenire l'accumulo di grassi non necessario.

Mangia pasti più piccoli e frequenti:
Mangiare pasti più piccoli ed equilibrati durante il giorno può aiutare a regolare i livelli di zucchero nel sangue e a mantenere stabili i livelli di energia. Alcuni studi suggeriscono che questo schema alimentare può prevenire l'eccesso di cibo e supportare una migliore efficienza metabolica, sebbene le risposte individuali possano variare.

Rimani attivo durante il giorno:
Anche se l'esercizio fisico formale fa parte della tua routine, è importante rimanere attivi durante il giorno. Piccoli cambiamenti come stare in piedi anziché seduti, fare brevi passeggiate o fare stretching periodicamente possono aiutare ad aumentare il metabolismo e prevenire gli effetti negativi dell'inattività prolungata.

Monitorare la salute ormonale:
Poiché gli ormoni svolgono un ruolo significativo nel metabolismo, potrebbe essere utile monitorare regolarmente la funzionalità tiroidea, la sensibilità all'insulina e i livelli degli ormoni sessuali tramite controlli medici. Affrontare eventuali squilibri ormonali può fare una grande differenza nel mantenimento di un metabolismo sano.

Considera il digiuno intermittente:
Il digiuno intermittente, in cui il cibo è limitato a finestre temporali specifiche, ha guadagnato popolarità come un modo per migliorare la salute metabolica e supportare la gestione del peso. Per alcune persone, il digiuno intermittente può aiutare a regolare i livelli di insulina e promuovere la combustione dei grassi, ma è importante affrontare questa strategia con cautela, soprattutto per gli anziani, e consultare un professionista sanitario se necessario.

Riepilogo

Invecchiamento e metabolismo sono strettamente collegati, poiché il calo naturale del tasso metabolico può rendere difficile mantenere i livelli di energia, preservare la massa muscolare e mantenere un peso sano. Tuttavia, questo declino non è permanente. Integrando l'allenamento della forza, praticando regolarmente esercizi aerobici e seguendo una dieta equilibrata ricca di proteine e cibi ricchi di nutrienti, possiamo promuovere la nostra salute metabolica man mano che invecchiamo. Inoltre, gestire lo stress, dare priorità a un sonno di qualità e rimanere attivi durante il giorno può aiutare a contrastare il rallentamento metabolico che spesso accompagna l'invecchiamento. Con scelte di vita intenzionali, è possibile ottenere energia duratura, prevenire l'aumento di peso e migliorare il benessere generale man mano che invecchiamo.

Capitolo 8

Condizioni e disturbi metabolici

La digestione è il ciclo mediante il quale il nostro corpo converte il cibo in energia per le capacità fondamentali, dalla respirazione alla riparazione cellulare. Tuttavia, diverse circostanze e problemi metabolici possono interrompere questo ciclo, provocando sfide critiche al benessere. I problemi metabolici emergono frequentemente quando il corpo non riesce a tenere il passo con il suo equilibrio metabolico generalmente previsto, sia a causa di variabili ereditarie, natura chimica imbarazzante o impatti sullo stile di vita. Questa parte esamina alcune circostanze metaboliche normali, tra cui ipotiroidismo, ipertiroidismo, diabete e condizioni metaboliche, insieme ad approcci per la cura di questi problemi attraverso cambiamenti nello stile di vita e mediazioni cliniche.

• Ipotiroidismo e ipertiroidismo

Come gli squilibri della tiroide influenzano l'energia e il metabolismo

L'organo tiroideo assume una parte vitale nella gestione della digestione, fornendo sostanze chimiche che controllano il modo in cui il corpo utilizza l'energia. La ghiandola tiroidea produce ormoni che regolano varie funzioni metaboliche nel corpo. Una tiroide malfunzionante determina un aumento o una diminuzione del metabolismo corporeo, causando diversi livelli di energia, cambiamenti di peso e persino malattie.

Ipotiroidismo

Si riferisce alla sottoproduzione di questi ormoni che può portare a gravi sintomi se non curata. Le sostanze chimiche fondamentalmente create da questo organo sono T3 (triiodotironina) e T4 (tiroxina). Queste sostanze sintetiche sono a rischio per il controllo dell'uso di energia del corpo e un'insufficienza può attenuare l'assorbimento. Gli effetti collaterali dell'ipotiroidismo incorporano debolezza, aumento di peso, freddezza, ristrettezza mentale, pelle secca e sonnolenza. . La condizione è più normale nelle donne e in genere si verifica con l'età.

L'ipotiroidismo riduce il tasso metabolico, rendendo più difficile per il corpo consumare calorie in modo efficiente. Ciò può provocare un aumento di peso inaspettato, soprattutto se associato ai livelli di energia ridotti e alla stanchezza che spesso accompagnano questa condizione.

Il trattamento di solito include la terapia di sostituzione chimica, in cui vengono raccomandate sostanze chimiche tiroidee prodotte (come la levotiroxina) per ristabilire la tipica capacità metabolica. Oltre ai farmaci, gli aggiustamenti dietetici come pasti bilanciati, esercizio fisico regolare e gestione dello stress possono aiutare ad anestetizzare alcuni effetti dell'ipotiroidismo sul metabolismo.

Ipertiroidismo:

D'altra parte, l'ipertiroidismo è quando livelli eccessivi di sostanze chimiche tiroidee sono creati da un organo tiroideo iperattivo. Ciò accelera i cicli metabolici, provocando una perdita di peso involontaria, un desiderio aumentato, apprensione, battito cardiaco accelerato e bigottismo intenso. La condizione può far sì che il corpo consumi calorie a un ritmo irragionevolmente alto, persino molto fermo.

La malattia di Graves è la causa più frequente di ipertiroidismo e si verifica a causa della distruzione autoimmune della tiroide, con conseguente produzione eccessiva di ormoni.

Il trattamento dell'ipertiroidismo può comprendere farmaci antitiroidei per ridurre la produzione di ormoni, terapia con iodio radioattivo per ridurre le dimensioni della tiroide o talvolta un intervento chirurgico per rimuovere una parte o un'intera porzione della ghiandola stessa. Una determinazione legittima e un piano di trattamento sono fondamentali per ristabilire l'equilibrio metabolico e prevenire ulteriori inconvenienti.

• Diabete e sindrome metabolica

La connessione tra metabolismo e regolazione della glicemia

Diabete e problemi metabolici sono due problemi metabolici strettamente correlati che incidono sulla capacità dell'organismo di coordinare il glucosio e di riciclare l'energia.

Diabete:

Il diabete è un problema metabolico diligente rappresentato da alti livelli di glucosio. I due tipi principali di diabete가Tipo 1 e Tipo 2가ricordate le disfunzioni dell'insulina, un ormone prodotto dal pancreas che controlla la glicemia.

Diabete di tipo 1

Il diabete di tipo 1 è una condizione di framework resistente in cui la struttura protetta persegue le cellule che producono insulina nel pancreas, provocando la mancanza di creazione di insulina. Le persone con diabete di tipo 1 necessitano di miscele di insulina per gestire i loro livelli di glucosio e prevenire le complessità.

Diabete di tipo 2

Quando il corpo diventa insulino-safe, il che suggerisce che le cellule non rispondono realmente all'insulina e che ciò porta a livelli elevati di glucosio, si sviluppa il diabete di tipo 2. Nel lungo periodo, questo può danneggiare organi e tessuti, aumentando la probabilità di malattie coronariche, disillusione renale e danni ai nervi. Peso, pigrizia e spaventose affinità dietetiche sono fattori critici di scommessa per il diabete di tipo 2.

La gestione del diabete comprende il controllo del glucosio, la soluzione o il trattamento insulinico e i cambiamenti nello stile di vita. Un programma alimentare che mette in risalto gli assortimenti di cibi integrali, grassi sani, proteine magre e carboidrati complessi può aiutare a coordinare i livelli di glucosio. Un tipico lavoro genuino, che crea ulteriormente la reattività all'insulina e supporta i leader del peso, è allo stesso modo un elemento fondamentale del consiglio del diabete.

Sindrome metabolica:
La situazione indica numerosi fattori scatenanti che intensificano le possibilità di contrarre

diabete, malattie cardiache e ictus. I cinque fattori essenziali di scommessa per le condizioni metaboliche includono:

- Pesantezza allo stomaco (accumulo di grasso nella zona centrale del corpo)
- Ipertensione
- Aumento della glicemia a digiuno
- Livelli elevati di olio grasso
- Bassi livelli di colesterolo HDL (il colesterolo "probabile aggiunta")

La condizione metabolica è inequivocabilmente associata al blocco dell'insulina ed è abitualmente associata a uno stile di vita ozioso, a un programma alimentare non esattamente paradisiaco e a un eccesso di peso. La condizione può generalmente influenzare l'assimilazione, provocando esaurimento, difficoltà a mettersi in forma e una scommessa prolungata di malattie costanti.

Qui è dove si guarda alle proprie condizioni di salute; ad esempio, includendo una dieta ricca di frutta e verdura, cereali integrali e carni magre che sono amiche del cuore, accompagnate da esercizi regolari per migliorare il funzionamento dell'insulina e mantenere il cuore sano allo stesso tempo. A volte è necessario assumere farmaci che gestiscano i livelli di zucchero nella pressione sanguigna o persino i livelli di colesterolo.

• Affrontare i disturbi metabolici

Cambiamenti nello stile di vita, interventi medici e approcci olistici per la gestione delle condizioni metaboliche

La gestione delle condizioni metaboliche, quindi, necessariamente unirà un trattamento medico, una qualche forma di modifica dello stile di vita e, a volte, un approccio olistico per ripristinare l'equilibrio metabolico e migliorare la qualità della vita. Di seguito sono riportati i principali approcci alla gestione delle comuni condizioni metaboliche:

Mediazioni cliniche:
Le mediazioni cliniche si basano sul problema specifico, dal trattamento di sostituzione chimica nei problemi alla tiroide al trattamento insulinico o ai farmaci che abbassano il glucosio nel diabete e al consiglio con prescrizioni che abbassano il colesterolo o la frequenza cardiaca nei disturbi metabolici. Come regola generale, queste mediazioni cliniche tentano di affrontare il problema di base della rottura chimica o potenzialmente della digestione e di prevenire i suoi intrecci.

Cambiamento dietetico

Il cambiamento dietetico è un sistema di amministrazione di successo per i problemi metabolici. Nell'ipotiroidismo, un regime alimentare ragionevole e nutriente aiuterà nell'amministrazione dei problemi nei pazienti con ipotiroidismo e fornirà loro misure sufficienti di iodio, selenio e zinco per aiutare a mantenere la capacità della tiroide. Comunque sia, nel diabete o nel disturbo metabolico, l'ammissione di zuccheri manipolati e amidi raffinati dovrebbe essere del tutto ridotta, mentre il loro consumo di cibi integrali ricchi di fibre dovrebbe essere ampliato per bilanciare il grado di zuccheri nel sangue e sviluppare ulteriormente la reattività all'insulina.

Proteine magre

Le proteine magre, le proteine vegetali, i grassi sani (come il pesce ricco di omega-3 o i semi di lino) e i carboidrati complessi (come i cereali integrali e i legumi) ti forniranno energia nel tempo senza aumentare il livello di zucchero nel sangue.

Pratica e lavoro effettivo:

Il benessere metabolico si mantiene con il normale lavoro effettivo. In poche parole, tutti dovrebbero impegnarsi sia in esercizi aerobici (camminata veloce, ciclismo o nuoto) sia in allenamenti di forza, che aumentano il tasso metabolico e sviluppano i muscoli. L'attività normale aumenta la reattività all'insulina, aiuta a mantenere alti i livelli di energia e aumenta il peso della tavola.

Controllo del peso:

Un peso appropriato è ugualmente fondamentale per migliorare le funzioni metaboliche negli individui con diabete, sindrome metabolica o squilibrio della tiroide. Cambiamenti comportamentali e di stile di vita abbinati al controllo delle calorie e all'esercizio fisico possono fermare un ulteriore aumento e quindi l'equilibrio metabolico potrebbe essere mantenuto.

Gestione dello stress:

Lo stress cronico aumenta i livelli di cortisolo, che agisce a tassi antagonisti sul metabolismo, specialmente nell'ipotiroidismo e nella sindrome metabolica. Esempi di alcune pratiche rilassanti includono meditazione, respirazione profonda, yoga e consapevolezza, tutte cose che aiutano a ridurre il livello di stress e a migliorare il metabolismo in generale.

Approcci olistici:

In alcuni casi, un individuo potrebbe cercare approcci olistici aggiuntivi oltre alle cure mediche, come agopuntura, trattamenti erboristici e integratori alimentari. Sono state studiate alcune erbe che possono offrire supporto alla salute metabolica in aree specifiche, come stress e funzioni della tiroide, ad esempio ashwagandha e ginseng. Qualsiasi trattamento alternativo, in particolare quando si soffre di un disturbo metabolico, dovrebbe essere discusso prima con un medico.

Riepilogo

Circostanze e problemi metabolici, come ipotiroidismo, ipertiroidismo, diabete e disturbi metabolici, possono influenzare significativamente i livelli di energia, il peso e il benessere generale. La capacità del corpo di elaborare in modo efficiente l'energia è interrotta da queste condizioni, che possono causare sintomi come affaticamento, aumento di peso o perdita di peso involontaria. Mentre le intercessioni cliniche sono molto spesso importanti per

Capitolo 9

Disintossicare il metabolismo

IOAl giorno d'oggi, i nostri corpi sono continuamente esposti a veleni, composti sintetici e impurità nel clima, nel cibo e, in effetti, nei particolari familiari. Mentre i nostri corpi sono preparati ad affrontare un grado specifico di veleni, a lungo termine, queste sostanze possono accumularsi e disturbare diversi cicli, inclusa la nostra digestione. Disintossicare la digestione non significa solo liberare l'accumulo di sostanze pericolose; è legato al supporto degli organi responsabili della disintossicazione e garantire che la digestione proceda come previsto e in modo perfetto. Diamo un'occhiata a come i veleni influenzano il metabolismo, quanto siano importanti la salute del fegato e dell'intestino e modi semplici e naturali per aiutare a disintossicarsi e mantenere sano il metabolismo.

• Il ruolo delle tossine nel rallentamento del metabolismo

Come i fattori ambientali influenzano la salute metabolica.

I veleni del metabolismo possono ostacolare la capacità naturale del corpo di produrre energia e controllare il peso, il che può avere un impatto significativo sulla salute metabolica. Le normali fonti di veleni incorporano fungicidi, essenza pesante, impurità, composti sintetici manipolati e tipi di cibo manipolati. Questi veleni possono accumularsi nelle cellule e nei tovaglioli del tasso di grasso muscolare e, a lungo termine, possono generare irritazione, disturbare l'equilibrio chimico e ostacolare i cicli metabolici. Questo è il modo in cui i veleni ritardano la digestione.

Disturbo ormonale:
Alcuni veleni, noti come disruptori endocrini, ingannano o rallentano la capacità di sostanze chimiche come quelle della tiroide, l'insulina e il cortisolo. Le sostanze chimiche presenti negli alimenti non biologici, nei fungicidi e nelle plastiche, ad esempio, possono interrompere la

funzione tiroidea, con conseguente rallentamento del metabolismo e aumento di peso. Principalmente, i danni che hanno un impatto sull'insulina possono rendere più difficile per il corpo gestire il glucosio, aggiungendo problemi metabolici come diabete e problemi metabolici.

Infiammazione:
Le sostanze velenose irritanti possono scatenare disturbi persistenti, che hanno un impatto sull'assimilazione modificando il modo in cui il corpo elabora l'energia. I disturbi possono attenuare la capacità del corpo di consumare grassi e controllare il peso. Possono anche causare resistenza all'insulina, dove le cellule diventano meno reattive all'insulina, rendendo più difficile rimanere apprensivi di situazioni di glucosio sano.

Stress ossidativo:
La ricettività alle sostanze velenose naturali aumenta la pressione ossidativa, che si verifica quando c'è goffaggine tra i rivoluzionari liberi (pezzi capricciosi) e i bastioni cellulari nel corpo. La pressione ossidativa danneggia le cellule e i tovaglioli, impedisce la digestione e la crescita degli animali domestici.
Poiché i veleni sono necessari, è delicato starne completamente lontani. Tuttavia, supportare i

tessuti di disintossicazione del corpo può aiutare a limitare le loro conseguenze sulla digestione ed è generalmente positivo.

Poiché i veleni sono inevitabili, è difficile tenersene alla larga. Tuttavia, supportare i quadri di disintossicazione del corpo può aiutare a limitare le loro conseguenze sulla digestione e sul benessere generale.

• Salute del fegato e dell'intestino

Il loro impatto sul metabolismo e la disintossicazione

Benessere del fegato e dello stomaco: il loro effetto sulla digestione e la disintossicazione
Il fegato e lo stomaco sono due degli organi principali per quanto riguarda la disintossicazione del corpo e il mantenimento di una sana digestione. Entrambi svolgono parti fondamentali nella gestione e nell'eliminazione dei veleni e, quando sono in grado, supportano una creazione di energia efficiente e un benessere metabolico.

Condizione del fegato:
Il fegato è l'organo di disintossicazione fondamentale del corpo. Incanala i veleni dal sangue, elabora gli integratori dal cibo e scompone sostanze come liquori, farmaci e composti sintetici ecologici. Un fegato sano supporta la digestione convertendo gli integratori in energia utilizzabile, gestendo il glucosio e separando i grassi. In ogni caso, quando il fegato è sovraccarico di veleni, la sua capacità di disintossicare ed elaborare gli integratori si indebolisce, il che può

compromettere la capacità di bruciare calorie e portare a stanchezza, aumento di peso e altri problemi medici.

Per aiutare la capacità del fegato, è essenziale seguire una dieta densa e ricca di integratori cellulari, che aiutano a uccidere gli estremisti liberi e a ridurre la pressione ossidativa. Fonti alimentari come le verdure crocifere (broccoli, cavolfiori e cavoli ricci), le verdure miste, le barbabietole e le bacche sono delle decisioni magnifiche. Inoltre, bere molta acqua aiuta a eliminare le tossine dal fegato e supporta la disintossicazione.

Salute dell'intestino:
Lo stomaco assume una parte vitale sia nell'elaborazione che nella disintossicazione. Uno stomaco sano contiene microrganismi utili (noti come microbioma) che aiutano a separare i veleni, incorporare i nutrienti e dirigere la digestione. Nel momento in cui lo stomaco è compromesso, a causa di una cattiva routine alimentare, stress o veleni, può causare disturbi gastrici difettosi, in cui veleni e particelle di cibo non digerito attraversano il rivestimento digestivo nel sistema circolatorio. Ciò può innescare irritazione e sconvolgere i cicli metabolici.

Mangia cibi ricchi di fibre, che aiutano la digestione e l'eliminazione dei rifiuti, per mantenere la salute intestinale. Yogurt, crauti e kimchi sono esempi di cibi fermentati che possono portare batteri buoni nell'intestino, e probiotici e prebiotici aiutano a mantenere un microbioma sano.

Supportando il benessere di fegato e stomaco, crei aree di forza per una disintossicazione e una digestione ulteriormente sviluppata. Questi organi sono fondamentali per gestire gli integratori che assumi e setacciare le sostanze dannose, garantendo che il tuo corpo funzioni in modo produttivo e rimanga stimolato.

• Semplici strategie di disintossicazione

Modi sicuri ed efficaci per aumentare il metabolismo

Per disintossicare la digestione non servono digiuni esagerati o purificazioni confuse. A dire il vero, cambiamenti basilari nello stile di vita e cambiamenti dietetici possono normalmente sostenere i processi di disintossicazione del corpo e promuovere una sana digestione. Ecco alcune metodologie di disintossicazione protette e potenti:

Idratarsi bene:
Mantenere l'idratazione è uno dei modi migliori per supportare la disintossicazione. L'acqua aiuta a eliminare i danni dal corpo attraverso la pipì e il sudore. Intendete bere qualcosa come 8-10 bicchieri d'acqua al giorno e considerate di aggiungere del limone all'acqua per un ulteriore aumento dell'acido L-ascorbico, che sostiene la capacità del fegato.

Mangia varietà di cibo intero:
Concentratevi su una routine alimentare ricca di fonti alimentari naturali e integrali. Grassi sani, cereali integrali, proteine magre, frutta e

verdura contengono tutti nutrienti essenziali che aiutano la salute metabolica e la disintossicazione. State lontani da varietà di cibo manipolato, sostanze aggiunte finte e zucchero, che possono dare problemi al fegato e aumentare l'aggravamento.

Consolidare le fonti alimentari disintossicanti:

Alcune fonti alimentari sono particolarmente efficaci nel supportare la disintossicazione. Ad esempio, la curcuma ha potenti proprietà antinfiammatorie mentre l'aglio contiene composti di zolfo che supportano la salute del fegato. Il tè verde è un'altra scelta brillante, poiché ricco di agenti di prevenzione del cancro che supportano i processi di disintossicazione del fegato.

Ottieni attività consuetudinaria:

Il lavoro attivo favorisce il flusso e aiuta il corpo a uccidere i veleni attraverso il sudore. Inoltre, l'attività normale sostiene la digestione espandendo la massa e sviluppando ulteriormente la reattività all'insulina. Per ottenere il massimo dal tuo esercizio, prova a fare un mix di cardio (camminata, corsa, nuoto) e allenamento di forza.

Concentrati sul riposo:
Il riposo è fondamentale per disintossicare il cervello e il corpo. Durante il riposo, il corpo ripara i tessuti, elabora gli sprechi e dirige le sostanze chimiche che controllano il desiderio, la digestione e i livelli di energia. Scegli i lunghi periodi di riposo ogni notte per aiutare il benessere generale e la disintossicazione.

Pratica il digiuno intermittente: Il digiuno discontinuo include cicli tra momenti di alimentazione e di digiuno. Il corpo ha l'opportunità e la forza di volontà di concentrarsi sulla disintossicazione e sulle correzioni anziché sull'assorbimento quando è a dieta. È stato dimostrato che il digiuno intermittente aiuta a ridurre il peso, diminuisce l'aggravamento e lavora sul benessere metabolico.

Ridurre l'esposizione al veleno ecologico:
Sebbene sia difficile eliminare tutti i veleni dalle circostanze attuali, puoi fare tutto il necessario per ridurre la tua apertura. Utilizza prodotti per la pulizia regolari, canalizza l'acqua e scegli varietà di cibo naturale quando possibile per limitare l'ammissione di pesticidi e composti sintetici.

Miglioramenti costanti:
Alcuni potenziamenti possono aiutare la disintossicazione e la capacità metabolica. I probiotici e le fibre, ad esempio, supportano la salute intestinale e il cardo mariano è un integratore erboristico molto apprezzato per la salute del fegato. Tuttavia, è fondamentale parlare con un fornitore di assistenza medica prima di aggiungere potenziamenti alla tua pratica quotidiana.

Riepilogo

Invece di affidarsi a detox estremi o alla moda, detossificare il metabolismo supporta la capacità naturale del corpo di elaborare ed eliminare le tossine. Concentrandosi sul benessere di fegato e stomaco, mangiando varietà di cibi integrali ricchi di integratori, rimanendo idratati e consolidando l'attività ordinaria, è possibile migliorare la capacità metabolica e mantenere alti livelli di energia. Una sana digestione è la strada per una prosperità a lungo termine e con semplici metodologie di disintossicazione è possibile mantenere i quadri energetici del corpo in funzione come previsto.

<u>Capitolo 10</u>

Creare uno stile di vita che ottimizzi il metabolismo

*UN*il raggiungimento e il mantenimento di una sana digestione vanno oltre i cambiamenti dietetici transitori o i programmi di allenamento. È legato all'assunzione di abitudini quotidiane che supportano incessantemente la creazione di energia del tuo corpo, gestiscono la pressione e si concentrano sulla prosperità generale. Uno stile di vita che migliora la digestione è completo, il che significa che include lavoro attivo e sostentamento, nonché fattori psicologici, vicini a casa e individuali che influenzano il tuo benessere metabolico. Che ne dici se esaminiamo l'importanza dei programmi quotidiani, l'associazione psiche-corpo e come personalizzare la tua metodologia per un benessere metabolico ideale?

• Abitudini quotidiane per un metabolismo sano

La digestione non riguarda solo il cibo che mangiamo; è un ciclo sconcertante influenzato da diverse parti delle nostre routine quotidiane. Propensioni semplici ma convincenti possono mantenere la digestione produttiva, aiutandoti a tenere il passo con i livelli di energia, a gestire il peso e a sostenere il benessere a lungo termine.

1. **Corretta alimentazione:** Una routine alimentare ricca di fonti alimentari integrali fornisce gli integratori fondamentali di cui il tuo corpo ha bisogno per alimentare la digestione. Concentrati su:

- **Proteine magre:**
Proteine magre come pollo, pesce, tofu e verdure. Poiché le proteine determinano una differenza termodinamica (TEF) più elevata di un alimento, il tuo corpo consumerà più calorie per elaborarle.

- **Grassi sani:**
Avocado, olio d'oliva, noci, semi e altri grassi sani: questi dati sono fondamentali per le linee

guida chimiche, comprese quelle che incidono sulla capacità metabolica.

- **Carboidrati complessi:**

Carboidrati complessi da fonti come cereali integrali, prodotti biologici e verdure. Questi carboidrati forniscono energia costante senza causare picchi e crolli di zucchero nel sangue, che possono rallentare il metabolismo.

2. **Rimani idratato:**

   L'acqua è fondamentale per tutti i cicli metabolici. Restare idratati supporta la digestione, l'assorbimento dei nutrienti e la disintossicazione, e bere abbastanza acqua consente al corpo di metabolizzare il grasso immagazzinato per ricavarne energia. Bere acqua fredda potrebbe provare a migliorare la digestione per un breve periodo, mentre il corpo tenta di trasportare l'acqua al livello di calore interno.

3. **Mangia ogni giorno:**

   Saltare i banchetti può mandare il tuo corpo in modalità conservazione, rallentando la digestione per risparmiare energia. Mangiare cene o spuntini piccoli e regolati durante il giorno mantiene la digestione dinamica. Anche il digiuno discontinuo può essere un utile schema alimentare per alcuni, consentendo al corpo di passare avanti e indietro tra periodi di elaborazione e disintossicazione.

4. Fare esercizio regolarmente

Il lavoro effettivo prevedibile è uno dei modi migliori per aiutare la digestione. Voglio integrare un mix di:

- **Esercizi cardiovascolari:** Attività cardiovascolari come passeggiate, ciclismo o nuoto, che aumentano il consumo di calorie durante e dopo il movimento.

- **Allenamento della forza:**L'allenamento di forza prepara il tuo corpo alla crescita muscolare e aumenta il tuo metabolismo basale (BMR). L'aumento della massa muscolare porta a un maggiore consumo di calorie mentre il tuo corpo è a riposo.

5. **Riposare a sufficienza**: Un metabolismo più lento è stato collegato a un sonno di scarsa qualità o insufficiente. Durante il riposo, il tuo corpo gestisce sostanze chimiche che influenzano la fame, l'uso di

energia e l'accumulo di grassi. Non trattenere nulla, lunghi periodi di prezioso riposo ogni notte per aiutare la capacità metabolica ideale.

6. **Riduzione dello stress:** Una pressione persistente provoca livelli elevati di cortisolo, che possono compromettere la capacità di bruciare calorie e favorire l'accumulo di grasso. Consolidare esercizi di riduzione della pressione come la contemplazione, la respirazione profonda o lo yoga nella tua routine quotidiana può aiutare a tenere sotto controllo il cortisolo e a sostenere una sana digestione.

- # **Connessione mente-corpo**

Come la salute mentale ed emotiva influisce sul metabolismo

L'associazione cervello-corpo assume una parte enorme nel benessere metabolico. La prosperità mentale e quella vicina a casa influenzano il modo in cui il tuo corpo elabora l'energia, immagazzina il grasso e dirige i cicli metabolici.

Stress e cortisolo:

La pressione costante aumenta la produzione di cortisolo, una sostanza chimica che stimola il corpo ad accumulare grasso, soprattutto nella regione dello stomaco. Questa reazione svolge un ruolo cruciale nei meccanismi di sopravvivenza del corpo. Sebbene utile in caso di pericolo transitorio, la pressione a lungo termine può scatenare la distruzione della digestione riducendo la produzione di energia e causando l'opposizione dell'insulina, provocando aumento di peso e difficoltà a perdere grasso.

Abitudini alimentari e salute mentale:

Le nostre abitudini alimentari, che influenzano direttamente il metabolismo, hanno un impatto diretto sul benessere emotivo. Mangiare in modo profondo, spesso innescato da pressione, tensione o malinconia, può indurre un consumo eccessivo di fonti alimentari infelici, influenzando negativamente la digestione. D'altra parte, un benessere positivo vicino a casa sostiene un'alimentazione attenta, in cui sei più al corrente delle richieste di desiderio e completamento del tuo corpo, favorendo una digestione ragionevole.

Ragionamento positivo e ispirazione:
Il tuo punto di vista psicologico influisce sulla tua capacità di mantenere delle solide abitudini di vita. Una prospettiva positiva rende più semplice rimanere motivati e costanti con l'allenamento, una buona dieta e le prove di stress, tutte cose che supportano il benessere metabolico.

Incoraggiare una sana associazione cervello-corpo attraverso pratiche di cura, metodi di riduzione dello stress e coltivare la prosperità in ambito domestico può favorire una digestione più equilibrata ed efficiente.

- # Salute metabolica personalizzata

Adattare il tuo approccio in base alle esigenze e agli obiettivi metabolici individuali

Non esistono due individui con tassi metabolici indistinguibili, e fattori come età, orientamento, qualità ereditarie e stile di vita svolgono tutti un ruolo nelle tue capacità digestive. Per migliorare la tua digestione per energia e prosperità supportate, è fondamentale adottare una strategia personalizzata.

1. **Comprendere il tuo metabolismo basale (BMR):**

Il numero di calorie richieste dal tuo corpo per svolgere funzioni fondamentali come respirare, far circolare il sangue e preservare la salute delle cellule è noto come BMR. A seconda della tua fisiologia individuale e del tuo livello di attività, puoi consultare un professionista sanitario o calcolare il tuo BMR utilizzando vari strumenti online. Realizzare il tuo BMR aiuta a personalizzare l'ammissione calorica in base alle tue esigenze metaboliche, supportando i dirigenti del peso e l'energia con l'equilibrio.

2. **Adeguamenti legati all'età:**
Con l'avanzare dell'età, la digestione normalmente rallenta a causa di una diminuzione della massa e dei cambiamenti ormonali. Questo può essere contrastato adattando la dieta e i livelli di attività per soddisfare le mutevoli esigenze del corpo:

L'allenamento della forza è il modo migliore per mantenere attivo il metabolismo e sviluppare la massa muscolare.
Integra fonti di alimenti densi, poveri di calorie ma ricchi di nutrienti, minerali e fibre, per soddisfare le tue esigenze alimentari senza abbuffarti.

3. **Equilibrio ormonale:**
Le sostanze chimiche svolgono un ruolo significativo nel dirigere la digestione. Ad esempio, caratteri irregolari nelle sostanze chimiche della tiroide, insulina o leptina (che controlla la fame) possono rallentare i cicli metabolici. Nel caso in cui si sospetti uno squilibrio ormonale, lavorare con un fornitore di servizi medici per testare e risolvere questi problemi è fondamentale per migliorare la digestione. Mantenere un sano equilibrio ormonale implica anche ridurre lo stress, dormire a sufficienza e seguire una dieta ben bilanciata.

4. **Genetica**:

Le qualità ereditarie possono avere un impatto sulla rapidità o la gradualità con cui il tuo corpo utilizza il cibo. Certi individui hanno normalmente sistemi digestivi più rapidi, mentre altri potrebbero combattere con un ritmo più lento. Sebbene non sia possibile modificare le proprie qualità, è possibile migliorare la digestione tramite dieta, esercizio fisico e cambiamenti nello stile di vita che funzionino con le normali propensioni del corpo.

5. **Livello di stile di vita e attività:**

Gli individui con stili di vita dinamici hanno in genere una migliore capacità di bruciare calorie alla luce del fatto che il lavoro attivo aumenta la massa e le calorie**consumo**. Supponendo che la tua occupazione sia stazionaria, consolidare piccoli cambiamenti, come restare mentre lavori, usare le scale o fare brevi passeggiate, può aiutare a supportare la digestione nel corso della giornata. Supportare la salute metabolica richiede di garantire che il corpo riceva il giusto equilibrio di macronutrienti quando viene somministrato ad atleti o persone che svolgono molta attività fisica.

6. **Obiettivi individuali:**

Il tuo modo di gestire il benessere metabolico dovrebbe allinearsi ai tuoi obiettivi, che si tratti di mantenere il peso, aumentare l'energia o lavorare sulla prosperità in generale. Ad esempio:

Se il tuo obiettivo è la riduzione del peso, è importante concentrarsi su una carenza calorica e al contempo soddisfare le necessità nutrizionali del tuo corpo. Mangiare in modo più modesto, banchetti più regolari e rimanere veramente dinamici ti aiuterà ad aumentare le calorie**consumo**e prevenire gli ingorghi metabolici.

Supponendo che non si stia tenendo nulla da parte, concentrarsi su varietà di alimenti ricchi di integratori che forniscono energia di supporto (come cereali integrali, proteine e grassi solidi) e ridurre lo zucchero e le fonti di alimenti trasformati aiuterà a bilanciare i livelli di glucosio e a sostenere la produzione di energia.

Riepilogo

Per creare uno stile di vita che migliori la digestione è necessario un approccio multistrato che incorpori nutrimento, lavoro attivo, prosperità mentale e profonda e sistemi personalizzati. Definendo ogni giorno le propensioni che aiutano la digestione, coltivando aree di forza per un'associazione corporea e adattando il tuo stile di vita per soddisfare i tuoi interessanti requisiti metabolici, puoi garantire energia, benessere e imperatività supportati a lungo termine. Questo approccio olistico alla salute metabolica non solo rende più facile per il tuo corpo produrre più energia, ma ti fa anche sentire meglio in generale, così puoi sentirti al meglio ogni giorno.

Conclusione

La chiave per la salute e IL benessere a lungo termine

LLa salute e il benessere a lungo termine non possono essere ottenuti apportando modifiche o soluzioni rapide; richiedono una metodologia integrata e completa che consideri la digestione come un elemento focale. Il metabolismo è un sistema fondamentale che influenza ogni aspetto del tuo benessere, dall'energia fisica alla chiarezza mentale e alla stabilità emotiva. È più di un semplice processo per bruciare calorie o gestire il peso. Supportando e semplificando la tua digestione, puoi aprire il potenziale per un'essenzialità supportata, un benessere migliore e una soddisfazione personale migliorata.

- ## Integrare il metabolismo in un approccio olistico alla salute:

Come la buona energia supporta il benessere fisico, mentale ed emotivo

La digestione è al centro del modo in cui il tuodel corpocapacità e assume una parte fondamentale nella tua prosperità fisica, mentale e profonda. Una digestione equa e sana garantisce che il tuo corpo trasformi efficacemente il cibo che mangi in energia, alimentando tutto, dai cicli cellulari alle capacità mentali e alle linee guida dello stato mentale. Questo è il modo in cui la digestione si condensa in un modo onnicomprensivo per gestire il benessere:

Prosperità effettiva:
La digestione influenza davvero le prestazioni del tuo corpo. Che tu sia fermo o dinamico, il tuo tasso metabolico decide quanto efficientemente il tuo corpo produce energia dagli integratori che assumi. Una digestione solida ti dà la resistenza e la solidarietà per affrontare i tuoi esercizi quotidiani, che si tratti di camminare,

allenarti o lavorare. Inoltre, incoraggia lo sviluppo muscolare, il metabolismo dei grassi e la resilienza fisica in generale. Nel momento in cui la digestione funziona in modo ideale, sperimenti una migliore perseveranza, più velocementerecuperodagli esercizi e livelli di energia supportati durante l'arco della giornata.

Lucidità mentale e capacità mentale:
Il tuo cervello è uno degli organi più esigenti in termini di energia nel tuo corpo e dipende vigorosamente da una digestione ben funzionante. Le legittime linee guida energetiche garantiscono che la tua mente abbia un inventario costante di glucosio, che alimenta i cicli mentali, ad esempio, centro, memoria, direzione e immaginazione. Una digestione migliorata previene i crolli energetici che possono causare debolezza mentale, annebbiamento mentale o mancanza di concentrazione. Ti senti più vigile mentalmente e sei più in grado di gestire compiti difficili quando il tuo metabolismo è equilibrato.

Vicino a casa Stabilità e Stress i dirigenti:
Il metabolismo non ha solo un impatto sulla mente e sul corpo, ma svolge anche un ruolo significativo nella regolazione emotiva. Una digestione ben funzionante aiuta a bilanciare sostanze chimiche come cortisolo, insulina e

serotonina, che influenzano il temperamento e le reazioni allo stress. Livelli di energia stabili prevengono le fluttuazioni personali e ravvicinate ottenute da picchi e crolli di glucosio. Al contrario, una digestione sbilanciata può provocare episodi emotivi, nervosismo, irritabilità o persino tristezza. Sostenendo la digestione, supporti la prosperità domestica, dandoti il potere di gestire meglio la pressione, di mantenere la calma sotto tensione e di mantenere una prospettiva edificante sulla vita.

• Vivere una vita metabolicamente ottimizzata

Mantenere sane abitudini per una vitalità e una longevità durature

Una vita metabolicamente migliorata è legata all'assunzione di propensioni che aiutano il tuo tasso metabolico e migliorano in generale la salute e la durata della vita. Ecco i sistemi chiave per mantenere una digestione che funziona in modo efficiente ed economico nel lungo periodo:

Concentrarsi sul sostentamento adeguato:
Mangiare un regime alimentare ricco di varietà di cibi integrali e naturali è fondamentale per migliorare la digestione. Concentrati su varietà di cibi densi come proteine magre, grassi solidi, amidi complessi e diversi prodotti del suolo. Questi forniscono i nutrienti fondamentali, i minerali e gli agenti antitumorali che aiutano i cicli metabolici, le linee guida chimiche e la creazione di energia. Stare lontano da zuccheri raffinati, varietà di cibi trattati in modo eccessivo e grassi trans previene gli ingorghi metabolici e la natura imbarazzante del glucosio.

Rimani effettivamente dinamico:
Il normale lavoro effettivo è uno dei modi migliori per mantenere una sana digestione. Consolidare una miscela di allenamenti ad alto impatto (come camminare, andare in bicicletta o nuotare) e preparazione alla forza aiuta ad aumentare la massa muscolare, che a sua volta supporta il metabolismo basale (BMR). Anche l'esercizio cardio intenso (HIIT) può dare alla digestione un picco temporaneo e favorire il consumo di grassi. L'allenamento costante migliora la capacità metabolica e agisce sul benessere cardiovascolare, sulla forza muscolare e sullo spessore osseo, elementi chiave per l'imperatività a lungo termine.

La gestione dello stress e la salute mentale sono priorità:
Una pressione costante può provocare livelli elevati di cortisolo, che possono influire negativamente sulla digestione riducendo la creazione di energia e favorendo l'accumulo di grasso. Supervisionare la pressione attraverso pratiche di cura come la contemplazione, lo yoga o attività di respirazione profonda può aiutare a tenere sotto stretto controllo i livelli di cortisolo. Concentrarsi sul benessere mentale e

personale è fondamentale per mantenere una digestione decente, poiché la pressione mentale può interrompere la capacità del corpo di utilizzare efficacemente gli integratori.

Ottieni un riposo di qualità: il riposo viene spesso ignorato, ma svolge un ruolo essenziale nel mantenere una sana digestione. Durante il riposo profondo, il tuo corpo ripara i tessuti, dirige le sostanze chimiche e bilancia l'uso di energia. L'assenza di riposo o una qualità di riposo infelice possono sconvolgere questi cicli, provocando caratteristiche metaboliche irregolari che si traducono in aumento di peso, bassa energia e scarse capacità mentali. Non trattenere lunghi periodi di riposo continuo ogni notte per consentire al tuo corpo di resettare e migliorare la digestione per il giorno a venire.

Mantenetevi idratati:
L'acqua è fondamentale per praticamente ogni ciclo metabolico del corpo. Rimanere adeguatamente idratati aiuta il corpo a elaborare i grassi, dirigere il livello di calore interno e sostenere l'assorbimento. Bere acqua a sufficienza potrebbe infatti dare alla digestione una spinta transitoria, poiché il corpo utilizza energia per trasportare l'acqua al livello di calore interno. Concentratevi

sull'idratazione bevendo acqua nel corso della giornata, in particolare a cena, per mantenere la digestione efficiente.

Incentrato su apprendimento e variazione radicati: il tuo metabolismo cambierà naturalmente con l'avanzare dell'età, ma ciò non significa che non puoi controllarlo. Rimanere informati su come si sviluppano le esigenze del tuo corpo nel lungo periodo ti consente di adattare le tue propensioni e i tuoi programmi per continuare a supportare una digestione solida. Una comprensione duratura, sia attraverso la ricerca, le conferenze con esperti di servizi medici o l'esperienza individuale, ti aiuta a giungere a conclusioni informate su sostentamento, esercizio fisico e decisioni sullo stile di vita che mantengono la tua digestione snella per un bel po' di tempo.

• Considerazioni finali

Il potere di comprendere e nutrire il tuo metabolismo per una salute e un benessere duraturi

Capire come funziona la tua digestione è probabilmente la risorsa più incredibile che puoi avere per il benessere e la salute a lungo termine. La tua digestione non è sicuramente una sostanza statica, è influenzata dal cibo che mangi, da come ti muovi, da come riposi e, sorprendentemente, sei vicino allo stato di casa. Puoi migliorare la tua vitalità fisica, l'acutezza mentale, la stabilità emotiva e il benessere generale adottando un approccio olistico che promuove la salute metabolica.

L'escursione verso un benessere e una salute duraturi non riguarda l'impeccabilità, ma la coerenza. I benefici a lungo termine possono derivare da modesti e duraturi cambiamenti nello stile di vita, nell'esercizio fisico e nella dieta. Nel momento in cui ti concentri e sostieni la tua digestione, stai investendo risorse nel tuo futuro, garantendoti di avere l'energia, la forza e la versatilità per continuare con una vita dinamica e soddisfacente.

Tutto sommato, continuare a vivere una vita metabolicamente migliorata è qualcosa che va oltre la supervisione del peso o delle calorie, è legato al supporto della capacità innata del tuo corpo di fornire e utilizzare efficacemente l'energia. Si tratta di coltivare uno stile di vita che bilanci la salute emotiva, mentale e fisica. Con una comprensione più profonda della digestione e delle informazioni per aiutarla, puoi modellare il tuo benessere, la tua prosperità e la tua durata di vita per un bel po' di tempo nel futuro.

<u>La fine</u>